Conversando sobre
MEDICINA

© Diana Helena de Benedetto Pozzi, 2018.

Biblioteca Aula: Musa saúde, volume 5

Raquel Matsushita | Projeto gráfico
Entrelinha Design | Diagramação

Edição conforme o Novo Acordo Ortográfico da Língua Portuguesa.

Referência para citação: POZZI, Diana Helena de Benedetto.
Conversando sobre medicina: uma arte em extinção. São Paulo: Musa, 2019.

Dados Internacionais de Catalogação na Publicação (CIP)
Bibliotecária Juliana Farias Motta CRB7/5880

P893c Pozzi, Diana Helena de Benedetto
Conversando sobre medicina: uma arte em extinção? / Diana Helena de Benedetto Pozzi. – São Paulo: Musa, 2019. 144 p.; 16x23cm. (Biblioteca Aula: Musa saúde, v. 5). Inclui referências

ISBN: 978-85-7871-031-6

1. Medicina – Estudo e ensino. 2. Professores de medicina - Conduta. 3. Médico e paciente. 4. Medicina preventiva. I. Pozzi, Diana Helena de Benedetto. II. Título: medicina. III. Série

CDD 610

Índice para catálogo sistemático:
1. Medicina – Estudo e ensino
2. Professores de medicina – Conduta
3. Médico e paciente
4. Medicina preventiva

Todos os direitos reservados.
Impresso no Brasil, 1ª edição, 2019

Musa Editora
Tel/fax (5511) 3862.6435 | 35 99892-6114
musaeditora@uol.com.br
www.musaambulante.com.br
www.musaeditora.com.br
www.twitter,com/MusaEditora
www.facebook.com/MusaEditora

DIANA DE BENEDETTO POZZI

UMA ARTE EM EXTINÇÃO?

Conversando sobre
MEDICINA

PREFÁCIO **ANA MARIA MALIK**

SUMÁRIO

Prefácio: Ana Maria Malik 6
Introdução 11
Aprendizado continuado 15
Sobre amor, amar e cuidar 20
Ouvindo os doentes 26
Procurando por explicação no conhecimento científico existente 34
Vincular câncer à emoção, uma ideia que não agrada a alguns 41
Como o estresse afeta nosso organismo? 46
Afinal o que somos? 51
O câncer é uma reação do organismo, não uma "entidade maligna" 57
O que pode causar deficiência imunológica? 65
Sobre o progresso, o aumento de agentes cancerígenos e o reconhecimento de anticancerígenos naturais 68
Evolução do atendimento médico 72
Relação médico doente e efeito placebo 79
Mundo atual e prática da Medicina I 82
Buscar novos caminhos ou nos ater a dogmas? 89
Mundo atual e prática da Medicina II 93
Causas possíveis de conflitos pessoais 97
Questões que existem na prática atual 102
Possibilidades para melhorar nossas vidas e prevenir doenças 110
Pensando no mundo em que estamos vivendo 123
Meio ambiente e comportamento 128
Resumindo 139
Bibliografia 147

PREFÁCIO

Minha professora da Faculdade de Medicina da Universidade de São Paulo, Diana Pozzi, que eu não via há muitos anos, me fez a honra de me convidar para escrever o prefácio de um livro seu, com um título instigante: *Conversando sobre Medicina*. Estamos falando do século XX, do seu último quarto. Perguntei por que eu tinha sido distinguida com o convite e ela me disse que tinha lido alguns textos meus e lhe pareceu que eu leria sua obra com olhos diferentes.

Assumi o desafio, orgulhosa. E comecei a ler. Descobri que a Diana que eu conhecia não era a mesma que estava no livro, muito mais verdadeira e menos "a minha professora". Na verdade, aos olhos de uma aluna bem jovem, uma médica que lidava com sangue e seus cânceres diversos não era uma pessoa que vivia na mesma dimensão que ela, mesmo que fossem praticamente da mesma idade. Nunca soube que ela tinha sido Pediatra! Além disso, achei original a forma pela qual ela usou o humor para descrever algumas questões relacionadas à educação dos pacientes e da população e até como apresentou casos sem que fossem casos clínicos clássicos, mas sim como relatos de pacientes, numa pesquisa qualitativa que facilitasse a vida do leitor.

Considero muito oportuno o momento em que Diana Pozzi escreve o seu livro para debater o tema. A atenção médica passa hoje por uma revolução. Por exemplo, pode-se falar dos prontuários eletrônicos que, conforme ouvi de um professor de medicina de família português, estabelecem entre paciente e médico uma consentida relação a três. Faz parte do cotidiano do século XXI a possibilidade de todas as pessoas acessarem a internet para saber mais – se não sobre seu problema de saúde – sobre seus sintomas e sobre procedimentos e terapêuticas a que devem ser submetidas. A própria categoria médica começa a questionar suas condutas, como se observa em movimentos como o *Slow Medicine*, originado na Itália, e o *Choosing Wisely*, que teve início nos EUA. Ambos têm a adesão de sociedades profissionais no Brasil e evoluem, nacional e internacionalmente, embora muito lentamente.

Por outro lado, a observação da prática assistencial, do Consultório individual até a Terapia Intensiva, mostra que muito pouco se conversa com o paciente, com seus familiares e até internamente, na equipe multiprofissional, que até os dias de hoje está longe de ser aceita como uma necessidade. A literatura acadêmica sobre segurança do paciente aponta para a utilidade de se trabalhar em conjunto com a família e com o paciente para a redução de riscos nos processos assistenciais, mas mesmo assim há profissionais que não aceitam nem interferência dos familiares (o que pode ser considerado compreensível) nem questionamentos sobre se de fato aquela medicação está mesmo prescrita. Falar em atenção primária, que hoje se tornou moda, ainda pode ser um exercício perigoso dependendo do interlocutor. Seja como for, já é claro que a APS não se limita ao generalista; o especialista é muito necessário, principalmente se ele conversar com o responsável pelo paciente, o gestor do cuidado, e se dispuser a ir além da prática específica. Mais uma vez, uma das palavras vitais para o sistema de saúde é comunicação. Os profissionais – sejam eles da mesma profissão ou de áreas de conhecimento complementares entre elas – precisam se comunicar. Comunicar-se significa falar um com o outro, mas também, inquestionavelmente, ouvir.

Muitos médicos não aceitam que se considere a Medicina como arte, pois defendem que se trata de uma ciência. A contra argumentação é que se, de fato, fosse ciência não se poderia falar em "cada caso é um caso", outra frase que agrada à categoria, para evitar protocolos e outras medidas de racionalização (que alguns chamam de controle). Cabe pensar que arte e ciência não se contrapõem. Há artistas plásticos que usam a matemática para fazer seus quadros e músicos que se apoiam em algoritmos para criar melodias. De fato, uma não invalida a outra. E é com base nesse raciocínio que os robôs, pelo menos até onde a vista alcança, não têm como substituir inteiramente os seres humanos no cuidado ao paciente. Ouvir com interesse não é algo que possa ser substituído, a conversa telefônica foi muito aprimorada com a possibilidade de ver o rosto de quem fala, embora o telefone permita compreender melhor o que se diz que um longo texto. Pode parecer um contrassenso, mas a telemedicina – que poderia ajudar muito os processos assistenciais – ainda está em discussão no nosso país, contrariamente ao que se verifica no mundo ocidental.

Além de tudo, Diana aponta para algumas questões que me chamaram a atenção no texto que, alegadamente, fala sobre Medicina. Uma delas, a questão do ambiente e do estilo de vida. Toda a literatura atual, desde aquela presente nas revistas voltadas a variedades e curiosidades diversas até a publicada em periódicos de altíssimo fator de impacto, fala na importância do estilo de vida na saúde/doença das pessoas. No entanto, poucos entre os profissionais de saúde se dão conta de que, em nome da saúde, a postura autoritária que se toma é voltada a proibir ou tornar pecado tudo o (ou muito do) que dá prazer: descanso físico (ou sedentarismo), comida (principalmente *comfort food*) e alguns vícios legais (como álcool e cigarro). O ser humano tende a se rebelar frente a proibições, mesmo que elas decorram de evidências científicas. E pensando bem, saúde ou bem-estar não é exatamente o produto de uma série de restrições, pois estas acabam levando a um mal-estar existencial. A culpa pode funcionar em alguns campos, mas não como meio de vida.

Outra questão é a do aumento da expectativa de vida. Muitos usam, como a professora mencionou, uma série de eufemismos para se referir a uma fase da vida, a uma faixa etária que, assim como a adolescência, não é um problema de saúde. Porém, o envelhecimento não é um problema em si. Pelo contrário, como isto se torna cada vez mais claro, ele representa a democratização da sobrevivência e por isto deveria ser tratado como uma vantagem. Os idosos não são responsáveis pelos aumentos dos custos da saúde porque, se bem cuidados, eles vivem mais. Só há idosos porque eles não morreram jovens de quaisquer problemas. E como tal, eles contribuem por muito mais tempo, como força de trabalho e até como pagadores de impostos e como consumidores. É necessário perceber que aqueles acima de uma certa idade (que não é equivalente para todos) precisam de cuidados diferentes daqueles requeridos pelos jovens, até há pouco melhor conhecidos. Nosso aparelho formador ainda não se conscientizou totalmente desse fato. Nossas políticas de saúde ou sociais ainda não demonstram tomar conhecimento desta nova realidade. E com isto a Medicina acaba por ser insuficiente. Todos os profissionais de saúde deveriam estudar sobre finitude, sobre o fato de que a morte é um fenômeno normal a partir do nascimento (independente de algumas teorias sobre imortalidade) e a vida tem limites. Localidades como as Blue Zones, onde as pessoas atingem idades muito avançadas em ótimas condições, são microrrealidades, até o momento muito distante da vida nas cidades contemporâneas.

Como não pretendo distanciar o leitor do texto saboroso de Diana Pozzi eu termino aqui. Só faço um último comentário: conversar sobre Medicina é muito importante. No entanto, a Medicina, como fica claro no livro que todos temos em mãos, não pode ficar isolada do seu tempo, do país onde ela é praticada nem da sociedade específica onde ela se encontra.

Boa leitura. Fico feliz de ter sido aluna de uma profissional que tem esta visão do ofício de ser médica. Imagino que, embora eu não tenha tido olhos e ouvidos para perceber isso na época, no convívio com ela tenham sido plantadas algumas das sementes que me levaram ao caminho que eu trilhei na minha atividade. Eu aproveitei a leitura, espero que o mesmo ocorra com os demais leitores.

ANA MARIA MALIK
Professora da FGV-EAESP
Administração em Saúde

INTRODUÇÃO

Quando uma pessoa viveu décadas exercendo atividade médica e de ensino, convivendo com doentes e alunos de diferentes níveis, graduação, residência médica, pós-graduação, ela aprende bastante, inclusive sobre a atividade que exerce. A prática da Medicina, à qual me dediquei por mais de quatro décadas, é uma Arte no seu sentido amplo, pois exige habilidade para pôr em prática os meios necessários a fim de se obter um resultado definido, que não precisa ser estético, mas ético e útil. É no exercício dela que podemos mais facilmente perceber como seres são complexos e que a tentativa de os conhecer, e assim deles poder cuidar, envolve uma multiplicidade daquilo que rotulamos como disciplinas do conhecimento: física, química, biologia, fisiologia, farmacologia, patologia, fisiopatologia, psicologia, antropologia, sociologia, entre tantas outras, o que também explica por que Medicina é uma Arte. É percorrendo esse caminho que uma pessoa sente que pode e deve contar seu aprendizado.

Atualmente alguns poderão tentar contestar, pretender que a Medicina não seja uma Arte, ainda mais que estamos numa época em que a tecnologia tem predominado e alguns tentam transformar a medicina em uma ciência exata, na qual os procedimentos técnicos e padronizados prevaleceriam. Parece que estão sendo esquecidos fatores importantes como não sermos todos iguais e, particularmente, aquilo que atua sobre os seres vivos, a emoção, que colabora para nos tornar ímpares.

Tem-se falado muito em humanismo e na necessidade de ele ser mais presente na prática médica. Isso é um retrato do que está ocorrendo no exercício da medicina. É verdade que, percebendo tudo o que acontece no mundo, podemos perguntar se a prática médica atual não é um retrato do humanismo e da humanidade da nossa época. O que está faltando seria a introdução do humanismo na prática da medicina ou seria algo diferente? Tudo sugere a necessidade de uma mudança no humanismo vigente e nas qualidades das pessoas humanas para que elas adquiram princípios e valores éticos, de amor ao próximo, isto é, de reconhecimento e respeito ao outro. Deste modo, elas poderão orientar seu comportamento de tal modo que possibilitará o aparecimento de uma nova ideia sobre o que seja humanismo. Essa mudança irá se refletir na vida em geral e, inclusive, numa prática médica ética, amiga e acessível e igual para todos.

Sem uma mudança de comportamento até poderemos ter a introdução de cursos teóricos das áreas de ciências humanas nos diferentes níveis de ensino na área da saúde, porém não teremos a necessária mudança da atividade prática. É o que temos observado ultimamente. Como dizem os alunos: por que perder tempo com as aulas teóricas de humanidades se, quando entramos na atividade prática, a situação é diferente? Nós aprendemos com aqueles que nos ensinam a prática médica exercida dentro do hospital. São eles os nossos modelos.

Nunca a medicina poderá ser uma ciência exata visto que é uma atividade que tem como objetivo cuidar dos seres e estes não são exatos nem têm comportamento uniforme. Felizmente ainda não somos seres iguais, clonados ou robotizados, por mais que exista a educação e os mais diversos meios de condicionamentos. Tem-se observado que até os gêmeos idênticos são muito parecidos, mas não são iguais. Por exemplo, existe relato de gêmeos idênticos univitelinos mostrando que um teve leucemia mielóide crônica e o outro não. Entre os motivos para isso acontecer, permanece o fato de haver o meio ambiente em que os seres vivem e no qual, enquanto estiverem vivos, estarão aprendendo. Isso leva a uma diferenciação e os torna não idênticos, apesar de seus genes.

Conforme percebemos, as coisas acontecem e causam impressões boas ou ruins em nós todos. Chega um momento no qual acreditamos ser importante falar sobre aquilo que vivenciamos, que é das mais usuais e extraordinárias formas de aprendizado. Quando nossa prática se iniciou há tempos, convivendo com pessoas, e nesse período ocorreram mudanças dos mais variados tipos numa progressão crescente, vertiginosa, algumas delas boas, outras nem tanto e algumas ruins, parece ser interessante falar a respeito.

Conversar com alunos e doentes mostrou ser uma troca de experiências significativa, pois é resultante das múltiplas diferenças existentes e permite um aprendizado. Procurar por explicações, buscar a experiência de outros, e as pesquisas feitas por pessoas que também têm curiosidade e questionamentos, além de ser atraente, é fecundo. Existe farta literatura a ser usufruída. Descobrir que não se é a única pessoa com dúvidas e questões e querendo encontrar outros caminhos é absolutamente gratificante e animador. É interessante perceber como as respostas variam até pelo tipo de formação de quem as formulou. Entretanto, todas elas contribuem, pois ampliam a visão e permitem ter a percepção de como todas as situações apresentam diferentes aspectos, o que permite uma melhor apreciação dos fatos e uma maior aproximação da verdade. As diferentes opiniões, que muitas vezes divergem das nossas, têm a qualidade de nos induzir a pensar e a repensar aquilo que tínhamos como certo. Provavelmente é essa a única maneira de poder ter coragem para falar sobre nosso aprendizado no exercício da função de cuidar, perguntar, ensinar e pesquisar. Possivelmente muitos poderão não concordar e argumentar e, se isso ocorrer, será ótimo, pois fez pensar. Alguém há tempos escreveu: *"você não convenceu ninguém se só os calou"*.

    Estamos num momento em que existe uma intensa proliferação de informações pelas mais variadas fontes, de maneira quase que instantânea e motivadas pelos mais diversos interesses, e de veracidade muitas vezes discutível. Eis mais um motivo para se falar a respeito daquilo que se aprendeu direto na origem, particularmente junto aos doentes e alunos, e procurando pela experiência de outros que se preocuparam com o assunto. Seguramente é algo que deve ser divulgado e ainda a melhor maneira de fazê-lo é escrevendo.

    Pelo que podemos observar na vida diária e naquilo que se conta pelo mundo, a situação que existe atualmente sugere fortemente que a busca por novos caminhos está se fazendo essencial. Há uma sensação de que são necessárias mudanças urgentes para que as pessoas se sintam mais felizes e, consequentemente, sejam mais saudáveis por terem uma perspectiva da vida que lhes permita usufruir os diferentes momentos que ela oferece e, inclusive, possibilite superar aqueles eventos que são ruins. Afinal, a vida é uma alternância de momentos positivos e negativos e ser feliz depende da nossa arte para viver as diferentes situações.

APRENDIZADO CONTINUADO

Quando tinha cerca de 10 anos e estudava no Colégio Estadual Professor Alberto Conte, uma das escolas públicas que então tinham nível de excelência e onde tive professores ótimos e inesquecíveis, estava tratando de estrabismo. Então, a pessoa que me cuidava conversava comigo e comentou que eu deveria ser médica. Na família não havia ninguém que exercesse essa atividade e dela não proveio qualquer estímulo para que fizesse esse caminho.

À época, medicina não era considerada uma profissão para mulheres e, durante o tempo de minha graduação na área e mesmo posteriormente, mais de uma vez ouvi comentários do tipo "mulher que faz medicina é homem". Até no exame vestibular existia um viés que favorecia as habilidades rotuladas como "masculinas", que são as da área de ciências exatas e não das humanas.

O tempo passou, coisas aconteceram, pensei noutras atividades, mas a semente tinha sido colocada e, acabando o curso colegial, fui prestar vestibular para o curso de Medicina. Não passei no primeiro exame, persisti, era alguma coisa que eu queria. Atendi ao curso de medicina na Faculdade de Medicina da Universidade de São Paulo, então uma das quatro faculdades de Medicina existentes no Estado de São Paulo.

Durante os seis anos do curso pude conhecer alguma coisa sobre a nossa sociedade, participando das atividades do centro acadêmico que, naquela época, no início da década de 1960, realizava diferentes programas que permitiam ao aluno ampliar sua visão e participação na coletividade. Entre eles existiam as ligas assistenciais, Bandeira Científica, departamento cultural, atlética, que complementavam as atividades e o aprendizado oferecidos no curso formal. A partir de 1964 as atividades acadêmicas comunitárias foram consideradas como socialistas não cristãs, mas comunistas, seguindo o preconizado por Ayn Rand, uma escritora vinculada ao macarthismo nos EUA para quem atividades comunitárias seriam atividades comunistas, por não serem capitalistas, individualistas. Então, a confusão foi tamanha que censuraram a biblioteca do centro acadêmico recolhendo todos os livros com capa vermelha ou que tinham no seu título a palavra vermelho, como o livro *O vermelho e o negro* de Stendhal, ou o sufixo ismo: helenismo, cristianismo, etc. Isso sem falar no cerceamento que então ocorreu, inclusive impedindo as atividades comunitárias como a Bandeira Científica, e a ostensiva vigilância e censura.

Graduada, cursei residência na área de Pediatria e comecei minha atividade médica e a conhecer a prática existente. Por algum tempo fui pediatra e atendi em convênios e, já então, era preconizado consulta rápida, fazer pedidos de exames e não ter tempo para orientar as mães. Não consegui me adaptar ao sistema. Nessa época apareceu meu interesse pela área de Hematologia. Entrando em contato mais íntimo com essa área encontrei meu caminho na Clínica Médica do Hospital das Clínicas da Faculdade de Medicina da Universidade de São Paulo, mais especificamente na área da oncologia hematológica. Foi então que verdadeiramente começou o meu curso médico, atendendo e cuidando de doentes com doenças graves, muitas das quais eram letais naquela época. Conversando com os doentes, enquanto os tratava da maneira que tinha sido ensinada, e acompanhando os fatos novos da literatura pertinente, fui aprendendo sobre saúde. Foram décadas de prática durante as quais tive a sorte de cuidar de centenas de pessoas e poder aprender com elas. Ao mesmo tempo, o convívio com os alunos sempre foi estimulante.

No final dos anos 1970, passei cerca de três anos como professora assistente visitante na Cornell University Medical College. Então pude conhecer diferentes métodos de trabalho em pesquisa experimental e clínica, e também de atendimento clínico, principalmente, como a tecnologia utilizada nos diferentes exames para diagnóstico estava sendo priorizada em relação à história clínica, ao diálogo entre médico e doente e ao próprio exame clínico. Em mais de uma oportunidade pude perceber a existência de risco nessa conduta que privilegia o resultado de exames, que seriam exatos, em detrimento da avaliação clínica e que a valorização excessiva dos exames laboratoriais e de imagem apresenta a possibilidade de ocorrência de falhas diagnósticas cujos resultados podem ser desastrosos. Esses erros ocorrem muito em função da precária relação médico doente, que é fundamental para a sugestão do diagnóstico e orientação de uma conduta com pedidos de exames adequados para sua confirmação e permitam o tratamento apropriado e, consequentemente, beneficiem a saúde do doente. Parece evidente que a solicitação de exames que não foram motivados por uma boa investigação clínica resulta num excesso de exames que tem um custo e cujo resultado na maioria das vezes é normal e não tem significado para o diagnóstico, só talvez para controle futuro de problemas colaterais do tratamento.

O período no exterior, não como turista, foi importante para ampliar minha visão das pessoas e do mundo nos seus diferentes aspectos, também para perceber que a grama do vizinho não é mais verde, inclusive no exercício da Medicina. Viver em um local e participar da vida existente é bem diferente de visitar e conhecer os pontos turísticos e os outros vários aspectos que compõem o cartão de visitas do lugar.

Todos nós somos diferentes e, como tal, todos os doentes são diferentes. Conversando com eles se aprende sobre essa diversidade e ainda sobre as circunstâncias que existiram quando eles se tornaram doentes, suas reações à doença e os diferentes eventos durante seu tratamento, o que resultou numa resposta positiva ou negativa, evoluindo ou não para a cura. Como todos nós, cada doente tem reação própria às situações que o afetam e isso é fundamental para a saúde dele.

Por isso, não basta somente tirar aquela história protocolar da doença, quando o doente deve se ater ao problema que o está debilitando e o levou a procurar por um médico que irá fazer algum diagnóstico e orientar seu tratamento. Note-se que o especialista, com frequência, recebe o doente já com o diagnóstico realizado com o consequente risco de se ater à doença de sua área de especialização e não ao doente. Importante notar que, da mesma forma que observara quando estava nos EUA, muitos têm ignorado a história do doente e sua doença e adotado como adequado pedir inúmeros exames para fazer o diagnóstico que permitiria tratar a doença.

Os alunos de medicina têm sido orientados para se concentrar na queixa orgânica, relacionada à doença, e não gastar tempo para entrar em outros aspectos e, portanto, não devendo permitir à pessoa "divagar", do mesmo modo que me ensinaram no meu curso teórico. A isso se acrescenta a lista de exames que atualmente têm sido pedidos de maneira obrigatória para a avaliação geral do doente, independentemente da hipótese diagnóstica, e muitos até esquecem que situações emocionais podem causar alterações em exames, inclusive laboratoriais, e cuja correção não requer medicamentos. Isso sem falar na frequência com que se ouve pessoas com a queixa: "o médico nem olhou para mim, nem me examinou, só pediu exames".

É no decorrer das diversas consultas que o médico pode conhecer melhor a pessoa doente, seus dilemas e preocupações, pois estes fazem parte de sua saúde, do seu bem-estar físico e mental. Os problemas que afetam as pessoas doentes envolvem sua doença, sua reação a ela, a repercussão que ela tem em sua atividade e, além disso, como reagem aqueles que lhes são próximos que às vezes dela dependem ou de quem são dependentes. Para que possa existir esse tipo de conhecimento, o doente terá de ter o seu médico, alguém com quem possa conversar e confiar seus problemas, e este terá de ter tempo para ouvir aquele a quem está assistindo, terá de ser o seu cuidador. Era o que ocorria antigamente, quando existiam os "médicos da família" que conversavam com os doentes e as famílias deles.

Face ao relativo aumento do conhecimento e à limitação humana, a medicina evoluiu para a especialização e até mesmo para a superespecialização. O médico passou a ser "obrigado" a estar a par das mais recentes novidades científicas por meio das publicações específicas de sua área de atividade, que aumentam continuadamente, muito embora de modo geral não esteja orientado sobre como elas devem ser lidas e devidamente criticadas. Poucos sabem que das partes mais importantes, se não a mais importante, numa publicação é aquela que fala em como o trabalho foi realizado (materiais e métodos) e, lamentavelmente, a maioria se atém aos resumos, se não ficar restrita ao título, o que tem sido facilitado pela internet.

Fazendo parte de banca examinadora já tive oportunidade de avaliar trabalho em que a pessoa fazia uma observação que me pareceu absurda e era indicada a referência bibliográfica. Fui procurar o trabalho em questão e o título estava conforme o que fora escrito. Lendo o resumo do trabalho percebi que ele não estava de acordo com o título e conforme fui ao texto pude perceber que relatava algo que era o oposto do título e estava de acordo com aquilo que eu conhecia a respeito do assunto. Essa "obrigação" de estar atualizado e exibir "erudição", associada ao pouco tempo dedicado para se manter em dia com a literatura específica de maneira crítica e à facilidade promovida pelas "pesquisas" pela rede, seguramente tem gerado distorções importantes. Isso sem comentar as informações rápidas, e com a aparência de serem bem fundamentadas, oferecidas pelos representantes das indústrias farmacêuticas que têm de vender seus produtos e buscam os médicos oferecendo suas amostras de "última geração" e informando enfaticamente as vantagens do produto apresentado.

Com a especialização, o doente passou a ser setorizado e atendido por especialistas. Estes devem estar atualizados em relação a problemas específicos, mas não podem esquecer a medicina geral para, assim, poder assumir a posição de cuidador e não restringir a ser algum "super ser" especializado que trata de um diagnóstico difícil. O médico especialista tem de assumir plenamente seu papel de médico, procurar conhecer seu doente para poder melhor cuidar da doença dele e ter um bom contato com o grupo envolvido em cuidar do doente.

Cuidar de alguém é um ato de amor. O doente não é aquela pessoa que tem de ser paciente, resignada, conformada com sua situação de doença e fragilidade e dependente da ajuda de terceiros que têm os meios para auxiliá-la. Ser paciente, isto é, ter paciência é uma qualidade que deve ser de todos, inclusive dos médicos, e não só dos doentes. É a qualidade que devem ter todos os seres que tem a intenção de criar alguma coisa e, principalmente, de conviver com outros seres.

SOBRE AMOR, AMAR E CUIDAR

A literatura é rica em restringir amor ao sentimento existente entre uma mulher e um homem e esta relação podendo ter uma evolução feliz e resultar em casamento, o que é raro, ou infeliz, quando a pessoa rejeitada tem os destinos mais variados, com frequência morrendo de tuberculose ou o homem indo para morrer numa guerra. Fica aparente que é feita uma associação estrita de amor com o sexo e isso tem feito parte da cultura. Parece haver um desconhecimento generalizado sobre o que seja amor. Em um dos seus textos Carl Jung refere não saber o que seja amor e, notavelmente, com o advento e crescimento da psiquiatria, que foi contemporâneo do rápido incremento da cultura do materialismo capitalista, tivemos a supervalorização do sexo.

É fato que aconteceram as grandes guerras, que afetaram milhares de pessoas com situações traumáticas e, muito provavelmente, induziram a mudanças de comportamento significativas. Também é fato que a psicanálise teve um papel significativo nas mudanças que passaram a acontecer, com base nas teorias atribuídas a Freud que foram transformadas em dogmas. De acordo com Bruno Bettelheim, que tal como Freud, falava o dialeto alemão judeu, as ideias de Freud foram mal traduzidas e mal interpretadas, pois ele sendo judeu pensava e escrevia em linguagem de seu dialeto, que não era o alemão ariano. Freud chegou a escrever para Jung que *"psicanálise é em essência a cura pelo amor"*. Vale lembrar que as mais frequentes críticas à psiquiatria estão relacionadas ao fato de as teorias proclamadas e difundidas nessa área nunca terem sido devidamente comprovadas, muito embora não só se preconize, mas se exige, a comprovação científica para a aceitação de quaisquer procedimentos.

A evolução no comportamento sexual motivou um eminente imunologista a iniciar uma conferência relacionada à sua área, em meados dos anos 1970, com a citação *"o homem é um ser superior porque come mais do que precisa, bebe mais do que precisa e faz sexo mais do que precisa"*. O crescimento da "indústria do sexo" fez com que autores como Gore Vidal associassem a supervalorização do sexo a interesses dos poderes dominantes para ter seu povo controlado, silencioso, como acontecera com Tibério e Calígula quando governaram nos estertores do Império Romano. Um "pôster" publicado nessa década mostrava:

TOO
MUCH SEX
MAKES YOU

SHORT SIGHTED[1]

Nas religiões se fala em amor relacionando-o à prática dos missionários e pregadores e aos cuidados que se deve ter com os necessitados como fazem muitas pessoas e algumas até são santificadas, como madre Teresa de Calcutá que amava o que fazia e aqueles de quem cuidava. Chega a ser discutível se cuidar de seres carentes, tratando-os como seres inferiores, é um ato de amor ou só algum tipo de comportamento para chegar ao "reino dos céus". Observando as notícias sobre o que acontece no mundo, a caridade tem se mostrado uma obrigação social que até pode propiciar dividendos de diferentes tipos, inclusive econômicos, e isso tem sido noticiado com razoável frequência.

O amor no seu sentido pleno, que leva a um comportamento ético, de compreensão, preocupação e respeito entre iguais, tem sido ignorado. Amor tem estado relacionado à paixão, que é celebrada em prosa e verso como sendo tão somente uma flama que facilmente se apaga, como bem cantou Vinicius de Morais. A palavra amor tem estado vin-

---

1 Muito sexo faz você míope.

culada à paixão e ao ato sexual, "fazer amor". Amor deixou de ser um sentimento pelo outro e passou a ser meramente uma atração física. É fato que, hoje em dia, a pretexto da liberdade pessoal, o sexo está absolutamente banalizado e a tal ponto que as pessoas não fazem mais amor, elas "ficam com alguém". Aparentemente essa é das liberdades pela qual existem grupos que estão a fim de lutar, formando *lobbies* e ganhando força política.

Contrariando aquilo que se aprende em anatomia, biologia e fisiologia, áreas em que se estuda, pesquisa e ensina sobre órgãos sexuais e órgãos dos sentidos, e atendendo à capacidade da nossa mente imaginativa, atualmente qualquer contato físico tem recebido o rótulo de sexual, o que faz com que se esteja inventando uma multiplicidade de gêneros e criando inúmeras possibilidades de queixas de assédio nas quais muitas vezes fica difícil avaliar os motivos e intenções de ambas as partes. As relações têm evoluído progressivamente para um caráter físico sensorial e não sexual e os relacionamentos, sejam sexuais ou sensoriais, passaram a ser, com grande frequência, momentâneos, passionais, muito embora os relacionamentos sensoriais, assim como os sexuais, possam ser duradouros e estar associados a sentimentos de amizade, amor.

Aparentemente relacionamentos sensoriais, sensuais, sexuais ou o que sejam, estão fazendo parte importante das urgências das pessoas para que elas se sintam confortáveis no mundo atual, pertencentes a grupos sociais, e talvez até pretendendo exibir liberdade e não conformismo. Ao mesmo tempo esse tipo de comportamento faz com que não se perceba a existência de outras prioridades, que são fundamentais, e colabora fortemente para que se perca a noção do que é o amor. Historicamente sexo e poder sempre estiveram associados, não só nas guerras. As práticas sadomasoquistas, que são demonstração óbvia de relação de poder, têm tido crescimento de grupos de adeptos. Isso reforça a ideia de que estamos vivendo em função de valores discutíveis.

Essa evolução, tendo o sexo como prioridade e a liberdade sexual como o grande objetivo a ser alcançado, sugere que Gore Vidal estava correto na sua ideia de que a distração com o sexo facilita a centralização do poder por alguns poucos. É fato que agora, aparentemente, até esquecemos o que é liberdade e, principalmente, que nossa liberdade acaba conforme a do outro começa, ou seja, é respeito ao outro.

Entretanto, como escreve Emmanuel Lévinas, amar é aquilo que sentimos e nos leva a agir de maneira amiga e de respeito ao outro, é quando nos importamos, interagimos e cuidamos de nosso próximo. Amar é respeitar o outro, é ser ético. Ser médico é isso.

O médico é uma pessoa que tem um conhecimento diferente daquele de seu doente, isso não o faz um ser superior em face de alguém que o procura por estar necessitando de ajuda para resolver um problema. Seguramente a saúde é importante, mas para que haja saúde não é necessária tão somente a ação do médico. Este irá participar fazendo com que seu doente perceba seu problema e colabore com a solução e para isso existe a necessidade de um conhecimento e de uma atitude que vão além da leitura de resultados de exames e prescrição de uma receita de medicamentos. O médico não é aquele ser superior "senhor da vida e da morte", que pode decidir e dispor em relação ao doente que está a seus cuidados. O médico tem de lembrar que sua pretensa superioridade é relativa e momentânea, não é absoluta. Ele deverá saber dialogar com seu doente, que não é um ser inferior, falar a mesma linguagem, isto é, ser amigo, o cuidador, o Médico. É fato que existem as pessoas que pretendem que o médico seja alguém que fale diferente e demonstre superioridade, pois seria isso que lhe daria autoridade, que permitiria tratá-las e determinar condutas e comportamentos. No mundo atual, não estamos mais acostumados a ouvir amigos que têm um conhecimento diferente do nosso e podem nos dar opiniões e orientações construtivas, muito embora elas eventualmente divirjam das nossas.

Outra coisa que também tem sido destruída é a confiança, a possibilidade de conversar sincera e tranquilamente, sem subentender ou temer eventuais intenções não declaradas, inclusive sensuais, nem as "mentiras agradáveis". Isso sem falar no temor em relação ao próximo, alguém que é diferente, pois não é igual a nós.

Estamos vivendo num mundo saturado de informações, muitas contraditórias, que nos estimulam a desconfiar e ter medo do outro. É um mundo no qual, aparentemente, não existe o interesse em que haja uma cultura que incentive um espírito crítico. Há décadas que a crítica vem sendo considerada pela maioria como algo nefasto e desagradável, algo relacionado a pessoas invejosas, não amigas. Este fato seria motivo para ampla discussão em algum outro momento. Por que a crítica seria indesejável? Por que e por quem essa teoria vem sendo alimentada? Qual a relação entre a desvalorização da crítica e as situações de poder?

Existe uma supervalorização das situações de poder que atualmente estão mais vinculadas a valores econômicos, materiais, do que a qualquer outro valor, e se tornaram supranacionais. Entretanto, as pessoas que têm a pretensão de estar em uma situação superior, fazem questão de tentar se aproveitar dessa vantagem momentânea.

O médico em relação a alguém que está doente, fragilizado, poderia pretender assumir uma situação de poder. Esse tipo de conduta parece estar desgastando a relação médico/doente. É notável como, cada vez mais, médicos têm se utilizado de uma linguagem de difícil entendimento, aparentemente para tentar demonstrar uma posição de superioridade e sentir uma sensação de poder, mesmo com o risco de que possa ficar prejudicada sua relação com o doente de que ele está cuidando. Uma das consequências dessa conduta é fazer com que doentes procurem por terceiras pessoas, na equipe multidisciplinar (quando houver), fora dela ou mesmo via internet. Provavelmente essa também é uma das causas da evasão e da falta de aderência a tratamentos e crescente procura por tratamentos não convencionais, alternativos, fato que está preocupando os profissionais da medicina convencional, ortodoxa.

O médico deve ser o cuidador, um amigo, e não temer a possibilidade de que essa amizade não seja para sempre, pois o doente pode morrer, assim como os amigos, parentes e o próprio médico. O doente não é sua doença, contra a qual o médico trava uma batalha, é um ser com um problema a ser cuidado e, se possível, resolvido. O médico deve estar preparado para poder cuidar do ser carente e que está com uma doença e não só para prescrever uma medicação para tratar uma doença após ter analisado uma série de exames e consultado um protocolo. Sabidamente a morte é uma sequência a estarmos vivos. Não somos eternos, permanentes, todos iremos morrer no que pese a longevidade crescente e a ansiedade de alguns em pretender se tornar eternos, não através de seus feitos, mas se utilizando das modernas técnicas como a criopreservação e a engenharia genética e imaginando possibilidades de técnicas que possam vir a aparecer no futuro que os faça "renascer" ou se perenizar. As pesquisas que estão sendo realizadas em genética e com células tronco têm estimulado essa ideia de pessoas poderem se "eternizar". O custo desses procedimentos não os fará acessível a toda a população, pois será bastante elevado.

Os seres humanos têm todo um aprendizado a respeito da morte e do desconhecido que ela representa e esse aprendizado varia nas diferentes culturas. Na cultura ocidental, aprendemos a morte como algo desconhecido. Isso provavelmente causa medo e a pretensão de que ela não venha a ocorrer. Entretanto, as situações de "morte", que ocorrem em pessoas com paradas cardiorrespiratórias e se recuperam, têm produzido relatos interessantes e nada assustadores sobre o que elas perceberam durante o episódio. Com o aumento das situações de acidentes com pessoas que têm traumatismos e paradas cardiorrespiratórias e que se recuperam, a observação e relato desse evento está cada vez mais frequente.

Há de ser notado que aparentemente o medo da morte está diminuindo, pois está acontecendo um notável aumento dos suicídios, particularmente entre os jovens. Seria um menor temor à morte ou um maior temor pelas perspectivas de futuro?

OUVINDO OS DOENTES

Conversando com os doentes podemos ouvir as histórias deles e elas mostram aspectos de suas pessoas e de suas doenças. Podemos começar a conhecê-los e sempre iremos aprender alguma coisa. Na medicina ortodoxa os eventos emocionais que antecedem as doenças têm sido relatados como ocasionais, coincidências e mesmo como anedóticos. Ancestralmente se sabe que não é exatamente isso. Alguns dirão que ficaria difícil separar a emoção anterior à doença daquela vinculada ao conhecimento do seu problema de saúde. Entretanto, conversando, podemos perceber uma história com a pessoa organicamente sem queixas e posteriormente, após o conhecimento do problema, o aparecimento de outras emoções.

Irei relatar resumidamente algumas histórias de doentes com o cuidado de preservar identidades. Foram vários os que me sugeriram escrever falando a respeito, pois acreditam importante relatar as experiências que tiveram e sobre as quais conversamos durante a evolução da doenças deles. Elas são só uma pequena amostra do quanto pude apreender conversando com os doentes. Esse aprendizado se intensificou, após meu retorno dos EUA, conforme passei a dar mais atenção aos relatos e buscar explicações para o que acontecia

Creio ser interessante reiterar, que muito embora se costume falar em pacientes como sinônimo de doentes, isso não é apropriado. Existe o hábito de falar relação médico-paciente e não relação médico-doente. Doentes são pessoas que estão com alguma doença, podem estar fragilizados e dependentes e não pessoas que têm de ter paciência, resignação e estar conformadas com sua situação e tendo de aceitar qualquer coisa. Referi-los como pacientes sugere que pessoas doentes teriam de ter paciência para aguardar atendimento, tolerar e agradecer o tratamento recebido e não pessoas que merecem respeito, atenção e apoio. Aparentemente é essa a prática que está prevalecendo.

Fernando, menino loiro, bonito, simpático e agradável, aos 13 anos de idade estava tendo uma recaída de leucemia linfoide aguda[2]. Durante os procedimentos de sua internação, ele conversava com os pais e eu cheguei e ouvi-lo dizer que se eles voltassem a ficar juntos ele se curaria. Soube pelo seu médico inicial, e posteriormente pelo próprio Fernando, que ele adoecera cerca de sete anos antes, quando seus pais estavam se separando. Então, ele dissera que se curaria se os pais não o fizessem. Face a essa situação, os pais encenaram um retorno. Fernando teve uma boa resposta ao tratamento. Ele foi considerado curado, pois ficara mais de cinco anos livre de medicação e da doença. Então os pais, que praticamente não viviam mais juntos, resolveram confirmar a separação. Pouco após, Fernando teve recidiva da doença. Ora, pensei eu, isso é coincidência. Afinal, todas as teorias que aprendera me levavam a pensar isso. O tratamento para a recaída foi realizado e não houve qualquer resposta. Ouvi Fernando, que sabia estar morrendo, procurando tranquilizar a mãe para que não chorasse, pois a morte não era ruim.

Na mesma época acompanhei Fátima, artista jovem com leucemia mieloide aguda[3], durante o curto período de sua evolução. Ela não teve nenhuma resposta ao tratamento e evoluiu rapidamente. Após sua morte recebi uma gravura de autoria dela chamada "O Passo", na qual se vê um pé passando por sobre uma barreira para sair de uma região vazia com sombras escuras e alcançar um caminho limpo e cercado de plantas e flores. Ela pedira que a gravura me fosse entregue e, circunstancialmente, não tive a oportunidade de perguntar a ela a respeito do significado, só pude imaginar.

Márcia, uma psicóloga com linfoma de Hodgkin[4], teve um tratamento específico bem-sucedido, porém com os problemas secundários habituais que incluíam amenorreia, quando teve alta. Estando bem e mesmo

---

2 Leucemia linfoide aguda é um câncer disseminado constituído por células sanguíneas linfoides malignas e é mais frequente em crianças.

3 Leucemia mielóide aguda é um câncer disseminado constituído por células sanguíneas mieloide malignas e é mais comum em adultos.

4 Linfoma de Hodgkin é um câncer de células linfoides bastante indiferenciadas que afeta os órgãos linfoides, mais frequente em adultos e é curável na maioria das vezes.

apresentando amenorreia, ela ficou grávida. Então ela apareceu para conversar sobre riscos os eventuais de uma gravidez após uma quimioterapia como a que tinha recebido e ela já tinha alguma noção sobre o assunto. Ela assumiu o risco. A gravidez transcorreu normalmente e após o nascimento da criança, normal, ela engravidou novamente e com sucesso. Após algum tempo ela me procurou e, então, perguntei sobre a época em que ficara doente, pois tinha tido a impressão de que ela não teria tido problemas emocionais. Quando fiz minha pergunta sobre problemas existentes no início da doença, ela respondeu indagando se eu queria saber se ela estava com algum problema naquela época. Eu disse que sim, queria saber o que ocorrera naquele período, quando ficara doente. Ela simplesmente me respondeu perguntando se precisava contar qual tinha sido o problema. A resposta que Márcia deu foi suficiente, eu não precisava saber qual tinha sido seu problema, que ela preferira não contar.

A senhora Amélia trabalhava no hospital e quando teve seu diagnóstico de leucemia mieloide aguda foi internada para tratamento. Ela ouviu alguém falar seu diagnóstico de maneira fria e sem lhe dar atenção. No dia seguinte eu estava de plantão e fui informada de que à noite ela tentara saltar pela janela de enfermaria no sétimo andar. Conversamos sobre sua doença, ela queria entender o que estava acontecendo e pensar a respeito. Posteriormente, ela me contou que tinha se separado do marido pouco antes do início da doença e vivia com a filha adolescente. Mais de uma vez, ela me falou que tinha de ficar bem e ver o casamento da filha. Recebeu o tratamento preconizado à época, teve uma ótima resposta e estando sem a doença pôde ficar sem medicação. Aparecia para consultas de rotina para ser examinada, saber dos exames de controle e conversar. Podia ser considerada curada. Após cerca de seis anos, ela estava bem e apareceu para contar sobre o próximo casamento da filha. Depois de poucos meses, a filha estava casada e ela voltou e não estava bem. Estava novamente com leucemia e evoluiu sem apresentar qualquer resposta ao tratamento.

O senhor João trabalhou por décadas como ferroviário em uma cidade do interior, até quando teve de se aposentar por idade. Vivia tranquilamente, passando seu tempo na pracinha e tocando seu violão. Casado, morava com a esposa e tinha uma filha em São Paulo. A filha trabalhava no hospital e tinha problemas de saúde. Isso motivou a mudança dos pais para São Paulo. Com a mudança para um apartamento na "cidade grande", a esposa e a filha resolveram que ele não deveria ficar saindo, e faziam com que ficasse praticamente só no apartamento, junto com a família. Fui procurada porque João estava com linfoma não de Hodgkin[5]. Era um homem encurvado, parecendo uma letra C, e esposa e filha não permitiam que ele falasse, pretendendo serem elas as conhecedoras do problema dele. Depois de várias tentativas de fazê-lo falar e só elas respondendo, optei por convidá-las a se retirar. Conforme elas saíram, de imediato a postura de João mudou e até pude ver o seu rosto onde apareceu uma expressão de alegria. Ele ficou ereto e contou sobre sua doença. Planejamos o tratamento e a resposta foi um sucesso. Nas consultas eu só permitia a entrada dele e nas conversas falávamos sobre ele ter atividades e fazer as coisas de que gostava, como já tinha me contado. Provavelmente, graças ao fato de ele ter uma doença rotulada como maligna, a família resolveu lhe dar liberdade. Ele passou a poder sair, tocar seu violão, dançar em bailes da "3ª idade" e a esposa não o acompanhava, pois não gostava desses programas. João estava feliz. Passado o tempo de observação que permitia declará-lo curado, esposa e filha ficaram felizes, mas, ao mesmo tempo, resolveram achar que ele não precisava ficar tanto tempo fora tocando seu violão e dançando, e que ele deveria ficar com a família no apartamento, vendo televisão. Não demorou ele a voltar para consulta com retorno da doença. Foi reiniciada a terapêutica, e o resultado foi nulo. A medicação foi mudada várias vezes procurando obter algum resultado, o que não acontecia, seu tumor estava resistente à terapêutica. João nitidamente piorava. Num certo momento João veio para a consulta falando que o tratamento só estava produzindo os efeitos tóxicos colaterais sem ter qualquer resultado em relação a sua doença, o que estava evidente. Por este motivo ele pediu a parada do tratamento. Foi o que foi feito. Ele foi para sua casa para aguardar a evolução e sabendo que poderia voltar quando quisesse. Passou algum tempo com a doença evoluindo. Então, a filha de João adoeceu e teve de ser internada. João veio me procurar dizendo que precisava de tratamento, pois tinha de cuidar da filha. Ele estava clinicamente em mau estado. Lembrei tudo que já ocorrera e como ele já tinha apresentado resistência às diferentes medicações com as quais

---

5 Linfoma não de Hodgkin, câncer que acomete o tecido linfoide pela proliferação de células linfoides malignas que pode ter vários subtipos e estes têm diferentes tratamentos e diferentes respostas, podendo ser curáveis.

não tivera qualquer resposta e, portanto, a possibilidade de resposta seria nula, conforme as teorias científicas vigentes. Feitos os exames, foi confirmado que sua doença estava bem disseminada e ele necessitava de internação para poder receber a medicação, pois estava plenamente infiltrado e assim haveria uma grande possibilidade de haver algum problema de sangramento ou de infecção. Optei pelo esquema de tratamento, que era o mais eficiente para uma doença em fase inicial, mesmo ele já tendo se mostrado inócuo na época da recidiva. Para minha surpresa, e dos demais médicos que o acompanharam na internação, a resposta foi brilhante, a resistência das células tumorais tinha desaparecido, e o período de internação foi mínimo, pois não houve qualquer intercorrência. Ele pôde ir para casa para acompanhar a filha e cuidar dela enquanto estava internada. Foi emocionante vê-lo empurrando a filha na cadeira de rodas para levá-la para casa quando ela teve alta.

A senhora Arlete, com cerca de 60 anos, casada, seus filhos já estavam adultos, formados e cuidando das próprias vidas. Descendente de italianos e tendo casado com um professor que, pela origem também italiana, tivera tipo semelhante de educação, Arlete passara sua vida cuidando da casa e das crianças enquanto o marido, pai provedor, patrão, cuidava da carreira. Aos 60 anos, com os filhos tendo vida própria, Arlete se percebia como "a esposa de", sem qualquer função, conforme dito literalmente por ela. Quando ela adoeceu com linfoma de Hodgkin, o marido ficou muito ansioso por causa da doença dela. Iniciado o tratamento, houve resposta parcial, mudanças foram feitas e a resposta permanecia incompleta. Um dia, quando estava tendo de sofrer uma broncoscopia com a finalidade de confirmar, ou não, a persistência da doença, ela disse claramente: "agora sei o que irei fazer de minha vida". Ela contou que estava começando a praticar ioga e estava planejando no futuro dar aulas de ioga, pois estava se sentido bem com essa prática e queria ensiná-la. Coincidentemente a resposta à terapêutica aconteceu e ela se curou. Arlete começou a dar aulas. Entretanto, a atitude atuante de Arlete, fez o marido dela infeliz. Como ele dizia: "a mulher com quem casei era outra". Arlete tinha compromissos próprios, não era mais tão somente "a esposa de". Paralelamente o marido tinha problemas em sua atividade profissional, sua carreira não estava acontecendo como ele pretendia. Foi então que ele passou a apresentar um câncer de próstata e sua resposta ao tratamento foi nula.

A senhora Leda quando me procurou estava com mais de 60 anos, passara a vida como professora e estava aposentada e convivendo com o marido também aposentado. Os filhos formados e casados já tinham suas próprias famílias e Leda se sentia sem função, como ela dizia, "só eu e meu marido". Estava com um linfoma não de Hodgkin. Foi iniciado o tratamento e ela não estava apresentando uma boa resposta. Conversando com a filha, concluímos que se a mãe se sentisse com uma função, que poderia ser cuidar de seu neto enquanto a mãe trabalhava, poderia fazê-la se sentir motivada e responder ao tratamento. Leda começou a cuidar do neto e ao mesmo tempo passou a existir uma resposta à terapêutica. Após mais de um ano apareceu um problema. Leda, como a grande maioria das avós, mimava o neto que passava os dias com ela. A filha, percebendo que o filho estava muito mimado e começando a apresentar problemas, veio conversar comigo a respeito. Concluímos que o neto não deveria mais ficar sob os cuidados da avó. Conversamos com a Leda tentando ajudá-la a não se sentir rejeitada e a encontrar outros caminhos. Ela não conseguiu, ou não quis encontrar, e a doença evoluiu de maneira rápida.

A senhora Dora estava com mais de 60 anos e filhos já casados, seu marido estava internado "morrendo de câncer", quando a família a trouxe porque ela estava apresentando um linfoma cutâneo. Ela não estava bem e nem querendo se tratar, a família era quem queria que ela o fizesse. Depois de longa conversa, ela se comprometeu a voltar após a morte do marido. Pouco tempo depois o marido morreu e ela voltou para se tratar. Foi iniciado o tratamento, ela teve uma ótima resposta. A família lhe dava todo o apoio. O linfoma clinicamente estava curado. Então, Dora voltou para uma consulta de rotina e visivelmente não estava bem. Não tinha sinal da doença linfoma. Tínhamos uma boa relação médica-doente e conversávamos bastante. Ela então me contou que na eleição que acabara de ocorrer, ela teve de ir votar e, conforme tivera de fazê-lo, ela não soubera como. Foi quando tomou consciência do quanto era dependente, pois não sabia fazer nada sem o marido, nem votar. Ela foi rapidamente evoluindo de forma negativa, recebia apoio da família e de profissional especializado que, inclusive, prescreveu medicação para tratar sua depressão. Feitas as investigações todas, não havia sinal da doença linfoma ou qualquer outro problema físico. Ela morreu.

Josemar, um jovem adolescente, apareceu com linfoma de Hodgkin, foi tratado conforme o preconizado à época, isto é, sofreu uma retirada do baço para avaliação da extensão da doença, retirada de massa tumoral eventualmente existente no órgão e definição do tratamento. O resultado foi a cura da doença e retorno à atividade. Entretanto, começou a ter problemas para conseguir emprego por causa do diagnóstico que tinha tido e não estava sabendo como superar a pergunta "por que a cirurgia?", que estava limitando sua contratação. Conversamos sobre os diferentes motivos para a retirada do baço e ele optou por responder que havia sofrido um acidente e tivera de retirar o baço. Conseguiu um emprego, estava indo bem, apaixonou-se, estava feliz e queria casar. No dia em que me contou isso ele me ergueu do chão em plena sala de espera do ambulatório e houve uma alegria generalizada. Entretanto, o tratamento traz sequelas, ele estava estéril, e à época, não havia banco de esperma. A questão prioritária para a namorada era "ter filhos" e na impossibilidade de Josemar ter filhos ela rompeu o relacionamento. Josemar ficou muito infeliz. Então, ele começou a apresentar um quadro clínico de febre e não se conseguiu qualquer diagnóstico nem qualquer resposta às tentativas de tratamento. Josemar morreu.

Marta, uma jovem advogada, recém-casada com um jovem engenheiro, era muito ligada à mãe, que morrera pouco após Marta ter casado. Pouco depois Marta apareceu com linfoma de Hodgkin. Iniciado o tratamento, a resposta foi ótima. Estava clinicamente sem nada, logo após o início da terapêutica. Tínhamos conversado sobre a doença dela e sobre a grande possibilidade de chegar à cura. Na consulta seguinte Marta chegou enfurecida, me chamando de mentirosa e seus linfonodos estavam novamente visíveis, como no início. Ela tinha uma parenta que era médica e tinha livros de medicina. Então consultara os livros de autores renomados e lido sobre sua doença. De acordo com o que lera em um deles, a sua doença era mortal, sem chance de cura. Foi uma longa conversa na qual, após eu ter superado o impacto do nome do autor do compêndio, tive a inspiração de perguntar a data de publicação. Era uma edição traduzida do tempo em que a tia fizera seu curso, quando o resultado para os tratamentos da doença de Hodgkin era mínimo, para não dizer nulo. Passei então a explicar o progresso que havia ocorrido no tratamento da doença. Ofereci emprestar literatura atualizada a respeito e ela, felizmente, considerou isso desnecessário. Foi dada continuidade à terapêutica, praticamente um reinício como então era preconizado, fato que ela não entendeu, ou não quis entender, pois a quimioterapia é muito desagradável e ela tinha reações fortes, que se iniciavam à véspera da consulta. Na data em que ela assumiu que cessaria o tratamento, eu estava impossibilitada de atendê-la, pois tinha de dar aula para os alunos do curso de graduação, e solicitei a um colega que o fizesse. Pelo que soube na consulta, não houve um maior diálogo e foi prescrito aquilo que ela teria ainda de receber, conforme o protocolo de tratamento. Na consulta seguinte a doença tinha visivelmente voltado, com linfonodos aparentes, junto com o sentimento de ela se sentir traída. Conversamos, demos continuidade ao tratamento, clinicamente houve resposta, ausência de massas tumorais, mas laboratorialmente permanecia a presença de alteração. A ansiedade dela era evidente. Circunstancialmente, após algum tempo, disse a ela que seus exames estavam normalizados, suspendi a quimioterapia e falei que estava curada. Na consulta seguinte os exames estavam normalizados e assim permaneceram. Ela ficou curada e aceitou o fato de estar estéril. Seu marido também aceitou o fato.

Juan, médico veterinário com cerca de 40 anos, natural da Argentina e trabalhando em São Paulo, homossexual e com AIDS, teve na sua evolução um linfoma não de Hodgkin. De acordo com o conhecimento vigente à época, essa associação de doenças resultaria numa sobrevida otimistamente de cerca de três meses. Na primeira consulta ele estava já em mau estado e foram realizados exames para poder ser iniciada a quimioterapia. Juan estava sozinho e morando numa pensão. Conversamos e fiquei sabendo que ele tinha família na sua cidade natal com a qual mantinha um bom relacionamento e que lá havia condições para ser continuado o tratamento. Concluímos ser esse o caminho a seguir. Juan voltou a morar com sua família, o tratamento foi continuado pelo colega na Argentina e Juan e eu mantínhamos contato telefônico. Contou que amigos tinham dito para ele tomar suco de uva em função de seu vírus da AIDS e era o que estava fazendo, além de estar recebendo a quimioterapia para tratamento do linfoma. Após cerca de seis meses estava bem do linfoma, sem quimioterapia, tomando suco de uva, continuava a fazer seguimento e para a surpresa dos que o acompanhavam o vírus HIV estava negativo, ausente. Alguns anos após Juan voltou para continuar a trabalhar no Brasil e veio me visitar. Ele estava ótimo.

PROCURANDO POR EXPLICAÇÃO NO CONHECIMENTO CIENTÍFICO EXISTENTE

Em meados do século passado aprendíamos uma medicina basicamente orgânica, cartesiana, separando o corpo da mente. Ensinavam a tirar a história da doença que estava acontecendo e perguntar sobre as que ocorreram anteriormente e as doenças na família e perguntávamos muito pouco sobre a vida dos doentes. Valorizávamos os sinais e sintomas da doença e, após fazer um exame clínico cuidadoso, tínhamos um conjunto que nos possibilitava raciocinar clinicamente e fazer hipóteses para então solicitar os exames que se fizessem necessários para uma conclusão do diagnóstico. Atualmente a situação se modificou em vários aspectos. Pede-se uma ampla gama de exames laboratoriais e de imagem, praticamente substituindo o atendimento clínico fundamental e tendo como consequência o descontentamento dos doentes, além de aumento do custo. Supostamente a tecnologia daria resultados mais corretos e maior segurança para o médico. Ao mesmo tempo a consulta se torna mais curta e permite um maior número de atendimentos.

Com o aprendizado que tive cuidando de doentes, pude verificar coisas que mostram o quanto a avaliação orgânica e emocional do doente é importante e pude perceber que deve existir um vínculo significativo entre o organismo e a emoção. Aprendi também que protocolos podem ser importantes para a realização de estudos de pesquisa clínica, mas existem inúmeras situações em que temos de pensar no doente e não atender ao protocolo, mesmo que com isso se perca o doente para casuística de algum projeto.

O encontro com Fernando logo no início de minha atividade na área da hematologia foi fundamental, me impressionou profundamente. Aquilo que ocorria não podia ser tão somente uma coincidência. Comecei a observar essas coincidências nos vários doentes que acompanhava, pois durante a consulta eu não me atinha tão somente a sua doença orgânica, conversávamos sobre suas vidas, suas famílias e seus diferentes interesses de uma maneira informal, sem que eu fizesse quaisquer anotações. Paralelamente, junto com os médicos residentes, cuidava de doentes internados que muitas vezes vinham de algum local longe e sem suas famílias. Era notável que eles eram devidamente internados, examinados e tratados de acordo com seus diagnósticos e a resposta ao tratamento só começava a ocorrer conforme alguém, geralmente da família, chegava para estar com eles. Este fato independia de idade, sexo ou grupo social.

À época aconteceu de ler uma citação feita por alguém publicada num livro da área de imunologia: *"felizes eram os gregos que não tinham tantos mestres e podiam pensar"*. Ela foi oportuna, chamou a atenção para pensar mais naquilo que meus doentes diziam e que, buscando na história, era já referido desde 500 a.C. por chineses e por Hipócrates, entre muitos outros e, no início do século passado, era enfatizado pelo Prof. Dr. Osler, "pai da medicina inglesa".

A relação bastante nítida entre o episódio emocional e a resposta orgânica, tanto no aparecimento de doenças quanto na resposta à terapêutica, me obrigou a pesquisar por que e como isso ocorria, e a tentar entender por que esse aspecto fora progressivamente desvalorizado, a pretexto de não se ter uma validação científica.

A história de Juan associa não só o vínculo da emoção com o organismo, pois ele voltou para sua família, mas também a questão dos tratamentos chamados populares que ele fez ao ingerir suco de uva e, com isso, ter a negativação de seu vírus da AIDS.

Buscando na literatura, já no século passado, em meados dos anos 1970, se publicava em revistas muito bem-conceituadas na comunidade científica, como *Science*, *Cancer Research*, *PNAS*, sobre a importância da uva como uma fruta que contém agentes anticancerígenos, melhoram a imunidade e, além disso, atuam contra a proliferação de vírus, inclusive do HIV, pois inibem a enzima transcriptase reversa que permite que os vírus possam proliferar.

Todos esses fatos fizeram com que buscasse na literatura especializada mais conhecimento a respeito. Era algo significativo e que, muito provavelmente, outros já tinham observado. Encontrei farta literatura mostrando que aquilo que eu notava era fato comum e existia rico material a respeito e trabalhos publicados com frequência crescente e dificilmente esses eventos poderiam ser rotulados como acasos e muito menos como anedóticos, como até hoje alguns pretendem.

Na segunda metade do século passado, diferentes pesquisadores começaram a se interessar pelo estudo da relação emoção e doença e o assunto começou a ser apresentado em congressos médicos, principalmente europeus. Em 1982 Sandra M. Levy publicou o livro *Biological Mediators of Behavior and Disease*: Neoplasia. Nele é exposta a importância do sistema imunológico e das células linfocitárias *"natural killer"*, que são agentes capazes de atuar contra as células cancerígenas, e os únicos efetivos contra células tumorais resistentes, e a ação que o estresse tem sobre a nossa imunidade, inclusive sobre a atividade das células *"natural killer"*. Também é referido o papel do sistema endócrino sobre o sistema imunológico e a evolução das doenças com proliferação celular maligna, os cânceres. Em um de seus capítulos está sugerida a importância da psicologia no tratamento das doenças oncológicas. Muitos outros estudos apareceram mostrando a reação global dos organismos aos diferentes estímulos e a relação entre a emoção e o organismo. Nessa época apareceram também vários trabalhos de grupos de pesquisadores europeus apresentando a relação entre situações emocionais e o aparecimento de tumores.

Robert L. Solso publicou em 1997 o livro *Mind and Brain Sciences in the 21st Century* em que há um capítulo escrito pelo psiquiatra Dr. Hans J. Eysenck que comenta o resultado de estudo que publicara anteriormente. De acordo com Eysenck, existe a necessidade de mudar, de procurar novos caminhos para cuidar melhor de pessoas. Ele tem escrito e publicado inúmeros trabalhos fazendo questionamentos a respeito das práticas existentes. O estudo relatado nesse livro mostra como mente e doenças orgânicas estão relacionadas de maneira expressiva. Eysenck, junto com seu grupo, acompanhou 2608 mulheres e 3108 homens durante um período de 15 anos. Eles avaliaram a capacidade de autorregulação dessas pessoas conforme recebiam agressões e fizeram a correlação com o aparecimento de suas doenças orgânicas: câncer, doença cardíaca crônica e outras doenças, causando suas mortes. Os resultados encontrados foram apresentados em gráficos sob a forma de curvas bastante significativas. Elas mostram a importância da capacidade de superar problemas em relação à mortalidade por doenças (proporção de mortes). A alta capacidade de autorregulação está associada a uma menor proporção de mortes como mostram as figuras que representam os resultados obtidos nesse acompanhamento de um número expressivo de pessoas por tempo prolongado. As curvas demonstram que homens e mulheres são semelhantes quanto à reação emocional às situações adversas e a repercussão em sua saúde.

ESTUDO PROSPECTIVO, 1973-1988; MULHERES (N=2608)[6]

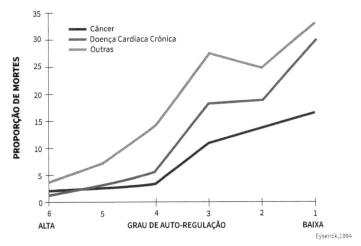

ESTUDO PROSPECTIVO, 1973-1988; HOMENS (N=3108)

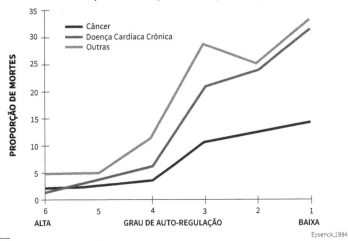

---
6 Eysenck 1994. *The future of Psychology*

Fica aparente a relação da morte por doenças, inclusive câncer, com a capacidade de reagir a situações, de não as perceber como escapáveis, de terem solução.

Já acompanhei doente com linfoma, que pertencia a família com hábitos ancestrais arraigados, e não teve qualquer resposta ao tratamento. Durante a evolução da doença, que me permitiu conhecer sua família e suas tradições, declarou literalmente que seria melhor morrer a viver como estava vivendo, sem ter uma alternativa para poder viver como gostaria, pois, perderia toda sua família se o fizesse.

Eysenck cita o médico William Osler, o pai da medicina britânica, que em 1906 referia: *"frequentemente é muito mais importante saber quem é que tem a doença, do que qual doença a pessoa tem"*. De acordo com Eysenck existe a possibilidade de mudar comportamentos, inclusive o de não conseguir superar agressões, e esse tem de ser o caminho para o futuro. Como tem sido demonstrado por mais de um pesquisador da área de neurociências, somos seres plásticos e podemos mudar, é uma questão de usarmos nossa capacidade e de ter vontade para fazê-lo.

Eysenck estudou também a relação entre câncer de pulmão e fumar cigarro. A leitura da curva encontrada é interessante, pois a relação excesso de cigarros e ansiedade existe, e a nicotina é uma droga ansiolítica, fato cientificamente comprovado. A curva apresentada a seguir evidencia que a morte por câncer de pulmão está associada ao excesso de cigarros fumados, porém aumenta sensivelmente quando somado à presença de estresse. Isso mais uma vez mostra a importância estresse no aparecimento de doenças, inclusive câncer de pulmão.

MORTALIDADE POR CÂNCER DE PULMÃO DEPENDENTE DO GRAU DE ESTRESSE[7]

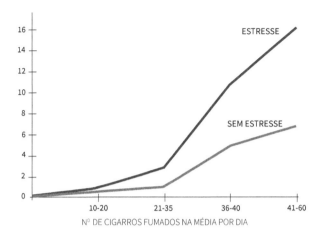

No estudo de Eysenck pode ser observado que o consumo excessivo, praticamente continuado de cigarros, algo semelhante a respirar poluição, aumenta a possibilidade de câncer, principalmente se associado a estresse.

Há cerca de 50 anos, no tempo em que eu era estudante e a poluição ainda não era tão intensa, nas aulas de patologia era mostrada a diferença entre o pulmão cinzento, quase preto, de um habitante da cidade e o pulmão levemente róseo, como deve ser o pulmão normal, do habitante do campo. Atualmente, com a poluição muito mais intensa, cresce significativamente a possibilidade de problemas pulmonares e não só pulmonares, inclusive câncer.

Os resultados obtidos nos estudos realizados por Eysenck e por vários outros grupos europeus evidenciam que o fator significativo para o aparecimento de doenças é a percepção que os seres têm de seus problemas e seu sentimento de incapacidade ou de falta de vontade para enfrenta-los. Isso fica aparente nas histórias dos doentes que relatei. Às vezes o problema pode ser um sentimento de falta de por que e para quê. Também fica fortemente sugerido que a recuperação depende de descobrir o problema, ter a vontade de enfrentá-

---

7 Eysenck. *The future of Psychology*, 1994.

-lo, encontrar a solução ou aceitá-lo como sem solução, e descobrir ou redescobrir o porquê e para que estar vivo. Aparentemente, viver simplesmente por estar vivo, não é o objetivo da grande maioria das pessoas.

Esse comportamento de reação às agressões e ao estresse tem sido observado em diferentes espécies de animais, e também naqueles mantidos em biotérios para a execução de experimentos. Diferentes grupos de pesquisadores realizaram estudos experimentais sobre o aparecimento de tumores em camundongos, comparando os grupos com possibilidade de escapar à agressão com aqueles para os quais essa possibilidade é inexistente. Nestes últimos os tumores se desenvolvem, as células tumorais proliferam, o que não ocorre nos animais que percebem alternativa.

Estudando o tratamento de linfomas em camundongos, pudemos observar que, após a ocorrência acidental de uma situação estressante para eles, todos os grupos tiveram piora da doença apesar do tratamento teoricamente eficiente, como havia sido anteriormente demonstrado em grupos em que não ocorrera qualquer problema. Essa ocorrência reitera que há ligação entre o estresse, a proliferação da doença, e da mesma forma com a falta de sucesso no tratamento.

As situações de estresse prejudicando experimentos em animais é fato reconhecido pelos que trabalham na área experimental, não somente na área de tumores, o que obriga a cuidados importantes na manutenção dos biotérios e condução dos experimentos pelos cuidadores e pelos pesquisadores a fim de que sejam obtidos resultados válidos. Por exemplo: para os animais de laboratório a perturbação dos períodos de sono afeta seu organismo e, já tem sido mostrado o mesmo fenômeno ocorrendo com os seres da espécie humana. Isso mostra mais uma vez o fato de que organismos reagem no seu todo e que os diferentes tipos de estresse afetam os organismos de maneira ampla e generalizada. Mostra também que as várias espécies não são tão diferentes, muito embora não tenham a mesma linguagem e as mesmas iniciativas. Provavelmente estas são próprias de cada espécie e estão de acordo com suas necessidades.

VINCULAR CÂNCER À EMOÇÃO, UMA IDEIA QUE NÃO AGRADA A ALGUNS

A ideia de doenças em geral e em particular o câncer estarem vinculados à emoção não agrada a muitos. Eles pretendem que isso faria o doente responsável e se sentir "culpado" pela doença dele e, no caso de neoplasias, popularmente conhecidas como doenças malignas e às vezes terminais, isso significaria que os doentes estariam optando por morrer, algo parecido com suicídio.

 Uma forte defensora desta interpretação foi a famosa e popular escritora dos EUA, Susan Sontag, que por duas vezes teve câncer tendo superado o primeiro, mas morrido em decorrência do segundo. Após seu primeiro episódio de câncer, quando estava começando a ser publicados os trabalhos com a evidenciada científica da relação entre câncer e emoção, se apegando à teoria de Carl Jung, Susan Sontag escreveu um livro explanando o câncer como metáfora, uma entidade maligna de origem desconhecida que acometeria pessoas e estas não deveriam se sentir culpadas por isso. Então alguns compêndios foram publicados defendendo esse aspecto, os doentes não poderiam estar com câncer e se sentir culpados pelo fato. Por essa teoria, a doença deveria ser aceita como uma fatalidade do destino ou talvez algum tipo de castigo. Os doentes teriam de ser pacientes, aceitar sua doença como um fato do destino, para não dizer desgraça, e se sentir "grandes lutadores" por encará-la. Deveriam fazer exames e tratamentos muitas vezes agressivos e desagradáveis para combatê-la, enfrentar e vencer a morte e assim se tornar heróis, ou heroínas. É essa a figura que tem prevalecido no imaginário das pessoas. Cabe notar que pessoas que se curaram de algum tipo de câncer com grande frequência, para não dizer sempre, referem que, durante a evolução da doença e suas implicações, repensaram sua vida e seus valores.

Ora, nossa cultura não admite o suicídio, parece pretender que sempre a vida é bela e ninguém assume que morrer seria uma alternativa possível para uma pessoa normal, com liberdade de opção, de livre escolha. Como alguém pode querer morrer? Como alguém com quem convivemos e sempre aparenta estar contente e gostando da vida pode querer morrer? Quando se adota como dogma que a vida é bela e preferir morrer é considerado algo monstruoso, psicopatológico e inaceitável, alguém deve se sentir culpado por querer morrer se utilizando de alguma doença? Afinal a culpa é algo que no século passado se procurou abolir, numa atitude rotulada como progressista, pois seria uma sequela da religiosidade e prejudicial para as pessoas e, portanto, elas não poderiam se sentir "culpadas" por qualquer malfeito e muito menos por ficar doentes e preferir morrer. Entretanto, o sentimento de culpa existe, ainda que não declarado, e faz com que pessoas pretendam redimir sua culpa através de preces, penitências e de doações para não perder sua possibilidade de uma boa vida após a morte e ao mesmo tempo poder continuar a praticar as mesmas ações sob o pretexto de "eu sou assim e então devo ser aceito e perdoado". Alguém querer morrer seria otimistamente um problema psiquiátrico importante que exigiria cuidados e medicação específica.

Entretanto, atualmente está sendo relatado que o suicídio está aumentando, particularmente entre jovens e esta tem sido uma preocupação de psicanalistas e psiquiatras que, aparentemente, tentam suas explicações com base nas teorias que aprenderam e não na percepção do que está acontecendo nas sociedades das mais diversas partes do mundo e afetando principalmente os adolescentes e sua visão da vida e de futuro.

Ao mesmo tempo, existe a questão religiosa que, face aos problemas existentes na vida, pretende que estamos neste mundo para enfrentar e suportar as adversidades e ganhar algum espaço diferente após a morte. Não teríamos o direito de tomar qualquer atitude para reduzir esse tempo, pois existiria um poder que nos criou e só ele teria o direito de nos tirar a vida. As diferentes religiões e crenças ocidentais e orientais, inclusive as indígenas, têm sua ideia sobre a existência de outra vida e de um poder superior. Elas assumem que a vida não seria boa, mas temos que nos comportar bem e aguentá-la para obter algo melhor, caso contrário poderemos ser punidos, não ter espaço no local sagrado de cemitério e mesmo não ter um bom lugar após a morte, perder o Paraiso, permanecer como "almas penadas" ou até retornar como um animal de outra espécie.

Poderíamos perguntar: se nos foi dado o livre-arbítrio, por que não poderemos fazer nossas escolhas sobre nossa própria vida e resolver morrer conforme não percebemos perspectivas? Por que só podemos nos suicidar cometendo atos heroicos como, por exemplo, nas guerras? Por que podemos e até devemos nos suicidar após ter cometido algum delito maior ou por ter acontecido algo que nos desonrasse perante nossa sociedade, como no caso do *harakiri*? Por que pretendemos que suicídio seja uma ação covarde, de falta de coragem para viver? No suicídio não haveria a coragem de ir ao encontro do desconhecido? Um suicídio seria algum tipo de agressão àqueles que são próximos? E aqueles que são próximos seriam amigos, conheceriam os motivos da pessoa e teriam cuidado de lhe dar apoio a fim de que os problemas pudessem ser reavaliados e superados? Qual seria o significado de pessoas quererem morrer, mas não terem coragem de tomar uma atitude nesse sentido a não ser ficar doentes e aproveitar para receber atenção e mesmo conseguir coisas que, de outra maneira, não teriam conseguido? Também poderia ser que, com a doença, de uma maneira sofrida, haveria um tempo para meditar e rever prioridades, por quês e para quês e assim poder ter um recomeço. Outra possibilidade seria a de, pelo sofrimento, conseguir se redimir e com isso ganhar um espaço melhor na outra vida após a morte.

Este assunto tem preocupado inúmeros pensadores das mais diversas áreas e Émile Durkheim, no início do século passado, face ao fato de existir um aumento na frequência de suicídios na França, escreve a respeito de suas eventuais causas. Seu trabalho sugere o motivo para aquilo que estava sendo observado, o aumento de suicídios em suas diferentes formas coincidindo com as mudanças crescentes que estavam ocorrendo nas sociedades. Se àquela época as mudanças eram importantes, o que dizer da época atual quando elas acontecem diuturna e radicalmente, afetando a tudo e a todos, com as incertezas crescentes em relação à vida e ao mundo e um notável aumento das desigualdades e, provavelmente como consequência, da violência.

Historicamente a questão da morte varia, tem interpretações as mais diversas e que incluem vislumbrar a morte como uma passagem para o céu, para a felicidade que só existiria lá. Uma das doentes cuja história relatei e que conheci brevemente, me deu um quadro de sua autoria sugerindo isso. Jonathan Dollimore refere que, após um acidente grave, Michel Foucault declarou que tinha tido a impressão de estar morrendo e que fora um intenso prazer e era uma de suas melhores memórias. Fica aparente que a morte não deve ser algo tão assustador e que o suicídio não é algo tão monstruoso, já que em inúmeras oportunidades tem sido considerado até como ato de coragem e heroísmo. Entretanto, suicídio é alguma coisa não permitida, condenada, e para a qual pessoas podem ter de procurar alternativas que evitem enfrentar as crenças religiosas, as imposições jurídicas e médicas da sociedade em que vivem. Morrendo em consequência de doenças, pessoas ganham a possibilidade de receber algum tipo de atenção e de sofrer e, com isso, adquirir mais créditos para ganhar o céu, que seria a felicidade. Poderíamos chamar a essa atitude de "suicídio psicofisiológico".

Com base na ideia de negar um "suicídio psicofisiológico" apareceram compêndios em que seus autores, na busca de defender sua posição, tentam minimizar o papel do estresse sobre nosso sistema imunológico e maximizar o papel dos genes e de uma causa ainda não determinada e aleatória para o câncer. Assim, entre outras coisas, se estimula a ideia de que cânceres sejam entidades malignas e contra as quais nada haveria a fazer a não ser aceitar e incentivar as pesquisas de novos medicamentos na tentativa de encontrar caminhos para tratar doenças, particularmente aquelas que emocionam a população por sua malignidade e sua fama de ser "obra do destino", contra a qual há que se lutar heroicamente ou aceitar estoicamente.

Circunstancialmente, considerando os fatos que ocorrem pelo mundo, seguramente há várias possibilidades de interpretação para essa conduta em relação ao câncer. Pelo que se observa no mundo atual, podemos pensar facilmente em possibilidades muito mais materiais e econômicas do que filosóficas, ou de interesse na saúde das pessoas.

Nossa cultura pressupõe a morte como algo a ser evitado, não só pelo instinto de sobrevivência, mas por ser o desconhecido que é temido e deve ser impedido. Tudo tem sido feito para a manutenção da vida não importa com qual qualidade e a que custo, é isso que tem sido ensinado aos médicos e não só a eles. Morrer não seria algo normal, evolução natural dos seres. Quando se lê um jornal se percebe que ninguém mais morre, pessoas são mortas e até as pessoas idosas não morrem mais, são mortas por parada cardíaca. Aparentemente uma morte natural em consequência da idade ou de alguma doença não tem diferença de ser morto pela ação agressiva e violenta de terceiros. Lembro que aprendi que havia uma diferença entre "morrer" e "ser morto". Atualmente, quando se lê sobre a morte de alguém, está escrito "morto por" e não há qualquer referência à violência física. A pessoa doente ou em função de sua idade avançada morrer, é coisa do passado.

Para muitos médicos a morte de um doente significa uma derrota, pois o doente foi morto pela doença que ele estava combatendo e não conseguiu debelar. Talvez isso tenha colaborado para o surgimento da teoria de afastar o médico do doente e, assim, reduzir o envolvimento e, por ocasião da morte, não somar uma perda emocional a um sentimento de fracasso. Isso fica sugerido inclusive pelo fato de alguns médicos escolherem suas especialidades optando por aquelas em que não há envolvimento pessoal e não ocorram mortes.

Ora, se o médico cuidou bem de seu doente, tratando-o da melhor maneira possível e reconhecendo as limitações existentes, inclusive as suas próprias e sua incapacidade de poder realizar milagres, não há por que incentivar o afastamento do médico de seus doentes, ainda mais quando sabemos da importância dessa relação e que a morte é um fato da vida. Limitações fazem parte da espécie humana, o que fica evidenciado no fato de que quanto mais aprendemos mais adquirimos consciência do quanto não conhecemos. Entretanto muitos têm dificuldade em admitir este fato.

Na primeira aula que tive no curso de clínica médica, ouvi o Prof. Dr. Luís Venere Décourt ensinar que *"ser um bom médico é cuidar de seu doente para que ele viva com dignidade e morra com dignidade"*. Devo dizer que não costumava anotar as aulas e que essa foi uma bela aula, e esse ensinamento ficou na minha memória desde então.

COMO O ESTRESSE AFETA NOSSO ORGANISMO?

Nosso organismo é constituído por diferentes tipos de células e tecidos. Estes são formados por milhares de partículas que de alguma maneira se juntaram e se organizaram das mais diversas formas formando diferentes átomos e moléculas. Ele se inicia a partir de uma única célula que se divide e, na sequência de divisões, as células se diferenciam constituindo os órgãos e tecidos. Essa diferenciação ocorre pela maior ou menor expressão de suas características conforme ocorrem as divisões celulares e consequentes multiplicações. Existem estudos sobre receptores celulares, como os de Candace Pert, que mostram isso. Todas as nossas células expressam os diversos receptores que existem na nossa célula mãe, mas de maneira variada. Muito provavelmente é isso que faz com que todas as nossas células reajam de alguma maneira, em maior ou menor grau, aos diferentes estímulos e essa reação se reflita no todo. Isto é, todas as células de nosso organismo reagem aos estímulos, quaisquer que eles sejam, inclusive medicamentos, o que pode explicar os efeitos colaterais que todos eles produzem.

Fica aparente que quando queremos mostrar respostas de organismos, até mesmo humanos, devemos realizar testes em seres inteiros, pois os organismos reagem no seu todo. Isso é particularmente importante na avaliação da ação de medicamentos.

Esse conhecimento adquirido com base em estudos cientificamente comprovados deixa claro que as observações ancestrais, que consideravam os seres no seu todo, não podem ser simplesmente desvalorizadas, pelo simples fato de não terem sido "cientificamente" demonstradas. As metodologias científicas atualmente aceitas para "validação científica" são sofisticadas e custosas e praticamente só permitem os estudos de reações pontuais, específicas, que teriam uma "avaliação científica rigorosa" e propiciariam um melhor conhecimento de aspectos característicos de moléculas e células normais ou doentes e não necessariamente de doenças, pois não estão avaliando as inter-relações existentes no organismo.

É fato que esse tipo de pesquisa propicia um grande número de publicações e os pesquisadores estão sendo avaliados em função da quantidade de publicações apresentadas para poder obter financiamentos e, assim, ter a possibilidade de se manter em atividade e progredir em suas carreiras. Isso faz com que aqueles que realizam estudos populacionais e epidemiológicos possam se sentir prejudicados e muitos até evitam esse tipo de pesquisa. Também pode explicar por que os estudos para a verificação das reações integrais dos seres estão quase abandonados.

Entretanto, esse tipo de avaliação quantitativa de produção em pesquisa, que é absolutamente discutível, não permite nem justifica que se negue a importância e relevância dos estudos epidemiológicos e clínicos, nem das observações ancestrais que ainda não foram "cientificamente comprovadas". Fica evidente que há a necessidade de um melhor método para avaliar a produção dos pesquisadores a fim de propiciar e incentivar pesquisas essenciais que têm a possibilidade de prevenir doenças e, consequentemente, ser uteis para a sociedade.

A relação do estresse com a imunidade tem sido cientificamente demonstrada desde o início do século passado quando Selye, médico endocrinologista, então inexperiente em práticas de pesquisa experimental, iniciou seus estudos em animais para avaliar problema de secreção gástrica. Na sua inexperiência em trabalhar com animais, ele causou estresse e observou que eles apresentaram redução do tecido linfoide. Temos que lembrar que descobertas, inclusive descobertas altamente relevantes, não são necessariamente planejadas, com boa frequência elas provêm de observações feitas no cotidiano, e muitas vezes ocorrem por acaso. O fenômeno observado por Selye foi relacionado à liberação do cortisol pela suprarrenal, como consequência do estresse ao qual os animais foram submetidos.

Este achado teve consequências interessantes, pois a descoberta da ação do cortisol afetando os linfócitos originou o tratamento imunossupressor com corticosteroides para várias doenças e contribui até hoje de modo importante para o tratamento das doenças linfo proliferativas malignas, como são as leucemias linfoides agudas e os linfomas, pois essas substâncias têm a capacidade de destruir células linfoides. Posteriormente, aprendeu-se que para as leucemias mieloides o efeito do corticosteroide é altamente negativo, pois produz proliferação das células mieloides. Tem sido demonstrado que as diferentes células apresentam receptores para as diversas substâncias, mas a reação que elas apresentam é variada. Essa diferença de respostas ocorre, provavelmente, em função da maior ou menor expressão dos receptores e de sua afinidade pela substância à qual a célula está exposta.

Inúmeros estudos têm sido realizados para avaliar a resposta imunológica em diferentes grupos de animais relacionando-a com a produção de corticosteroides, bem como de outras substâncias produzidas pelo organismo. Essas substâncias atuam sobre as células do sistema imunológico e, de maneiras variadas, sobre todas as células do organismo. Cabe lembrar que o mesmo fenômeno ocorre também com os diferentes medicamentos, pois eles atuam via receptores. Deste modo eles podem ter uma ação predominante sobre um determinado tipo de células, mas sua ação acontece sobre o organismo no seu todo. Esse fato obriga que a avaliação de diversas situações, inclusive os diferentes tipos de agressão e de estresse, e por isso a resposta a medicamentos seja feita em seres e não "*in vitro*" ou por qualquer outra via, pois sempre ocorre uma resposta global dos organismos.

Atualmente muitos têm estudado o efeito do estresse em humanos acompanhando praticantes de esportes, inclusive os esportes chamados radicais como, por exemplo, o que ocorre com esportistas que saltam dentro de barricas nas cataratas do Niágara quando existe a sequência estresse-euforia, ou em atividades potencialmente estressantes. Têm sido rotulados diferentes tipos de estresse aos quais seriam atribuídos diferentes tipos de reações orgânicas. Conforme se observa na literatura, inúmeras substâncias produzidas pelo organismo, e não só os corticosteroides, atuam nas diferentes situações de estresse e afetam nossas células assim como todo o organismo, o que inclui o sistema imunológico.

Existe uma diferença entre as diferentes situações de estresse conforme elas sejam percebidas como agradáveis ou não e, principalmente, como escapáveis ou inescapáveis. Nas práticas esportivas podem ser avaliadas as situações agradáveis ou não. Experimentalmente se demonstra em camundongos suas reações às situações escapáveis ou não. Eles apresentam reações imunológicas distintas, da mesma maneira que observamos em humanos.

Têm sido evidenciadas alterações relacionadas ao estresse emocional em grupos de macacos e já foi mostrado que o animal que perde a posição de chefia no seu grupo apresenta alteração de sua imunidade, que fica deprimida. Em seres humanos o mesmo fenômeno pode ser observado quando acontecem situações de perda.

É mostrado que a alegria ativa o sistema imunológico, o que também ocorre após se ter escapado de uma situação de perigo, como é o caso dos esportes radicais, ou de uma vitória na prática esportiva. A derrota pode ter o efeito oposto. Ao mesmo tempo tem sido apontado que a prática esportiva não competitiva, realizada com o objetivo de lazer e relaxamento, tem efeito positivo sobre o sistema imunológico e pode ser útil como complemento do tratamento. Existem inúmeros relatos a respeito dos benefícios dessa prática para doentes com AIDS e doenças crônicas, inclusive cânceres, ainda sobre o fato de ela não apresentar problemas colaterais, como acontece com as medicações que têm de ser utilizadas e com frequência apresentam esses efeitos, que podem ser desagradáveis e eventualmente se tornar permanentes.

As alterações que acontecem na resposta do organismo aos diferentes tipos de estresse dependem da interação das inúmeras substâncias produzidas por nossos diferentes órgãos e sistemas, entre as quais os diferentes esteroides, citocinas, opioides e endorfinas, que interagem e afetam as diversas células de diferentes maneiras, por meio de seus receptores como está resumido no quadro em que estão apresentadas algumas das relações já estabelecidas por diversos autores em diferentes experimentos. Também está apresentada a inter-relação entre sistemas componentes de nosso organismo. Receptores para substâncias como citocinas, neuropeptídios, neuro-hormônios e moléculas efetoras neuroendócrinas existem em todas as nossas células com maior ou menor expressão e a ação dessas substâncias sobre as células desencadeia respostas que interagem com as demais. O processo pode ser ativado pela emoção, que atua, provavelmente, via sistema nervoso central e eixo hipotálamo-hipofisário, afetando o organismo de maneira integral.

SISTEMA NERVOSO CENTRAL[8]

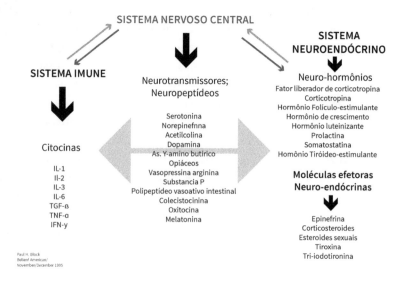

A confirmação das informações esparsas, obtidas em experimentos diversos, em estudos "cientificamente válidos" sobre as reações das populações humanas, exigiria a formação de grupos grandes para uma avaliação integral incluindo os eventos pessoais devidamente assinalados e caracterizados para se obter uma avaliação adequada e com algum significado cientificamente aceito. Se considerarmos a evolução do mundo com o aumento crescente das migrações de pessoas das diferentes etnias, que têm características as mais diversas, esses grupos terão de ser bastante grandes, pois a diversidade entre as pessoas está cada vez maior, face à miscigenação. Essa heterogeneidade é significativa não só pelos aspectos genéticos e imunológicos, mas também pelas questões culturais que geram condicionamentos diversos decorrentes de usos e costumes seculares que podem produzir diferentes percepções e valorizações dos acontecimentos e, consequentemente, a possibilidade de induzir reações emocionais e orgânicas as mais diversas.

---

8 Paul H. Black.: Psychoneuroimmunology: brain and immunity. Scientific American - Science & Medicine. November December 1995

AFINAL O QUE SOMOS?

Cada ser humano se forma a partir de uma única célula mãe multipotente, produto da união de um óvulo com um espermatozoide, cada um com suas características próprias, e originando uma célula que é uma mistura destas características. Esta irá se dividir, proliferar e se diferenciar produzindo as diferentes partes do organismo. Estas células constituídas por partículas que se atraíram formando átomos, moléculas, enzimas, proteínas, genes, núcleos, citoplasmas e membranas celulares que as constituem, definem e permitem sua atividade funcional. Seguramente entender o que e como isso acontece envolve um conhecimento que abarca as mais diversas áreas de conhecimento como física, química e biologia, entre muitas outras. Seguramente existem inúmeras teorias a respeito e mais de um prêmio Nobel foi dado para os estudiosos que as criaram. Entretanto, parece que existe ainda um longo caminho antes de encontrar as respostas.

É interessante lembrar que, sempre que são referidas as partículas se atraindo de alguma maneira para formar átomos e moléculas, aparentemente se exclui que os seres também são assim constituídos. Fica cada vez mais patente que o que existe é uma diferença entre as misturas de partículas e que as misturas que constituem os seres são composições diferentes daquelas que formam o material com que se constrói computadores. Nestes são produzidas reações matemáticas que são traduzidas de diferentes formas. Entretanto, algo muito diferente acontece com os seres, e não só os humanos. Os seres não têm a exatidão matemática, têm emoções e essa qualidade dificilmente será adquirida por um computador, muito embora esta ideia já esteja sendo apresentada na literatura e nos filmes de ficção científica e alguns acreditam que isso possa vir a acontecer.

Como isso ocorre? Como essas partículas se agregam de diferentes maneiras formando atmosfera, água, minerais, vegetais e animais? Por que existem essas diferenças? Por que os seres têm emoções? É *A Pergunta*. Provavelmente cada um tem sua resposta, como as diferentes populações ancestrais já tinham, e alguns estão procurando a resposta cientificamente correta. Dirão alguns que esta resposta nunca será alcançada e, com isso, a carreira de pesquisador está garantida. Entretanto, provavelmente, se houver uma maior comunicação entre as diferentes áreas, sem cada um pretender priorizar a sua e sem ignorar o conhecimento milenar, teremos uma maior possibilidade de aprimorar nosso conhecimento na tentativa de chegar a uma resposta.

Computadores são fabricados pela junção de partículas que formam átomos e moléculas de material útil para se construir computadores os quais atuam consumindo energia conforme sua fabricação, planejada pelos humanos. Eles não sofrem ação do meio ambiente, a não ser por eventos físicos e mecânicos. Seu desenvolvimento ocorre de acordo com programas criados por especialistas e a eles acrescentados por seus usuários para serem utilizados conforme seja de interesse. Computadores não têm emoções, eles não são plásticos nem criativos, eles estão vinculados à matemática e à estatística.

Os seres, inclusive os humanos, são outra coisa. São criados a partir de uma diferente associação de partículas que constituem seus átomos e moléculas que irão se tornar genes, células, órgãos e tecidos que precisam de nutrição e recebem influência importante do ambiente em que vivem. Inúmeros estudos mostram a plasticidade dos vários órgãos e tecidos, inclusive do sistema nervoso, o que faz com que os seres desenvolvam mais ou menos suas capacidades e suas qualidades dependendo dos estímulos recebidos. A inexistência de estímulos e atividade de um setor leva a uma atrofia do mesmo por falta de uso. Os seres têm a possibilidade de ter um aprendizado, que dependerá de sua vontade ou de sua necessidade. Para os seres o meio ambiente é importante e, principalmente, seres têm emoções.

As emoções e o estresse vinculado a elas são próprios dos seres e se caracterizam pela sua complexidade. Quais suas causas? Provavelmente elas têm relação com a percepção que se tem daquilo que acontece, e também com a formação cultural e o aprendizado de cada um.

Qual é o valor dado aos acontecimentos? Todos os seres valorizam as coisas e os eventos do mesmo modo? Provavelmente a resposta é não. Seres são diferentes, têm percepções e aprendizados diferentes. Populações humanas de origem mediterrânea, anglo-saxônica, do oriente médio, do oriente, entre outras, têm aprendizados e reações distintos e isso podemos observar não só pelos vários meios de comunicação, mas também nos nossos próximos e na prática da medicina. É fácil perceber as diferentes reações de pessoas para situações mais ou menos intensas que acontecem diuturnamente, muito embora muitos não consigam aceitar esse fato.

É discutida a possibilidade de a memória ser transmitida geneticamente, alguns afirmam e outros negam essa possibilidade. Entretanto já foi demonstrado que nosso aprendizado começa quando estamos no útero materno. É inegável a existência de condicionamentos que são ensinados por tradições culturais e familiares. Existem os hábitos e preconceitos ancestrais, que passam de geração em geração, muitos dos quais são tão arraigados que persistem mesmo com a existência da globalização e das crescentes migrações secundárias à busca de um "mundo melhor". Entra-se em contato com valores e modos de vida diferentes e a diferença entre o aprendizado que tivemos e o novo pode ser grande e a mudança que teria de ocorrer pode ser complexa e mesmo conflituosa.

Fica evidente a importância da antropologia e da sociologia para o reconhecimento de diferentes culturas e dos diferentes valores atribuídos aos eventos para poder entender o que ocorre com pessoas em geral e com aquelas apresentando doenças. Essas diferenças podem ser percebidas pela literatura, pela música e pelas mais diversas manifestações artísticas de diferentes origens. A necessidade de conversar e entender o outro e seus eventuais conflitos, para poder melhor cuidar, parece ser óbvia.

Estamos num mundo em transição acelerada que está criando a possibilidade de aumentar os conflitos emocionais, graças à crescente influência dos meios de comunicação que fazem com que a informação esteja acontecendo de maneira cada vez mais rápida e possibilitando imagens que induzem a desejar coisas diferentes e supostamente melhores. Aquelas coisas que foram aprendidas, e podem até ser uma tradição familiar, as que se aprende no meio ambiente e as que se aprende pelos meios de comunicação podem ser completamente distintas e mesmo colidentes. Então, podem aparecer os conflitos pessoais, os conflitos de gerações, e os conflitos em família, estes com a possibilidade de serem muito importantes para a emoção das pessoas e geração de conflitos íntimos. Nem sempre é fácil ter de se afastar da família por querer viver fora de suas tradições milenares, ainda mais quando aprendemos a importância do vínculo familiar. Muitos consideram a família fundamental e básica para a estrutura da sociedade e que ela não é somente uma estrutura econômica e social, mas também emocional. Há pessoas para as quais este tipo de conflito é algo insuperável. Reverter condicionamentos não é coisa simples, alguns psicólogos relatam como impossível. Alguns doentes mostram isso de maneira muito clara.

Graças às urgências da economia e do progresso, divulgadas e defendidas através dos meios de comunicação como sendo essenciais para a felicidade de todos, está se pretendendo uma unificação da civilização. Entretanto, dificilmente uma unificação na cultura será concomitante, como fica evidente conforme observamos as notícias sobre o que acontece no mundo. Existe toda uma informação para que se acredite que "a grama do vizinho é mais verde" e, assim, algumas pessoas procuram copiar o vizinho ou se mudar para o vizinho, pois seria muito melhor. Isso sem falar naquelas que procuram se apropriar das coisas do vizinho, mesmo que para isso tenham de destruí-lo.

Essas transformações têm acontecido de maneira acelerada no mundo material, mas o mesmo parece não estar ocorrendo na esfera emocional. As imagens criadas para cativar e condicionar as pessoas são metabolizadas de diferentes maneiras e, com frequência, elas passam a sentir que têm diferentes necessidades e urgências e isso eventualmente pode ocasionar conflitos e problemas. Estes podem incidir não só na sociedade, mas também entre familiares e, inclusive, prejudicar as pessoas.

O desenhista americano Schultz, em 1956, foi oportuno, e provavelmente político e educativo, quando criou um "pôster"[9] com o Snoopy a esse respeito. As crianças dos EUA aprendem com imagens desse tipo e até conscientizam que fazem parte de um grupo superior.

---
9 Poster de C. M. Schulz.: 1956 United Feature Syndicate Inc.

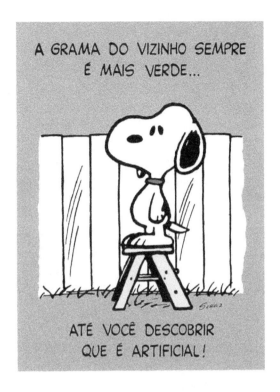

O aprendizado, que inclui as histórias em quadrinhos entre os vários meios de difusão, é um processo de condicionamento de suma importância. Afinal o condicionamento é processo que que foi devidamente estudado e comprovado por Pavlov e Skinner, e repercute no nosso comportamento. Ele vem sendo utilizado intensa e continuadamente, principalmente de forma subliminar, até para nos fazer aceitar teorias não devidamente comprovadas como, por exemplo, as psiquiátricas de Freud e Jung, pelas quais tem sido relida a história e reinterpretados pessoas e fatos, e particularmente nas práticas de propaganda e de criação de mitos que nos assediam pelos mais diversos meios de comunicação.

O rápido progresso que acontece nos meios de informação tem incrementado o processo de condicionamento e possibilitado extensa e rápida divulgação de diversos usos e costumes, buscando criar novos parâmetros e diferentes necessidades e os conflitos secundários daí decorrentes têm sido tema para inúmeros livros e filmes das mais diferentes procedências. A ansiedade na busca pelo suposto "mundo melhor" também tem sido causa para a existência de enganações as mais variadas que têm, com frequência, resultado inclusive em trabalho escravo de diferentes tipos. Escravatura é algo ainda vigente no mundo, muito embora tenha mudado de forma, não são mais só os perdedores de guerras que são vendidos pelos ganhadores, não obstante isso ainda ocorra em vários países com suas revoluções frequentes, mas também pessoas iludidas acabam se tornando escravas.

A crescente valorização da economia, e a consequente necessidade de criação e alimentação de uma cultura consumista a fim de suprir essa economia, instituiu e tem alimentado a ansiedade por obter, a fim de a pessoa ser considerada como bem-sucedida e com a possibilidade de pertencer a grupos, o que até significaria sua normalidade. Isso pode ter como consequência um sentimento de falência e marginalização quando esse tipo de sucesso não ocorre. Pessoas sentem a necessidade de pertencer a grupos e, com isso, a possibilidade de conflitos familiares e pessoais pode acontecer. Não cabe aqui comentar outras questões secundárias a esse tipo de cultura da necessidade de ter e todas as consequências dela decorrentes, como é o caso ao aumento da violência em suas mais diversas formas, que afeta não só as vítimas, mas a todas as pessoas da sociedade, inclusive no aspecto emocional. A violência crescente está evoluindo num processo de banalização, aceitação e mesmo de adoção.

O CÂNCER É UMA REAÇÃO DO ORGANISMO, NÃO UMA "ENTIDADE MALIGNA"

Chama a atenção que, coincidindo com a evolução dos eventos na nossa civilização, as incidências de linfomas e de outros tipos de câncer são crescentes e a mortalidade também tem aumentado, embora as pesquisas e os métodos terapêuticos tenham tido algum progresso. As causas dessas doenças têm sido referidas como multifatoriais.

No caso dos linfomas, agentes como o aumento de exposição a antígenos que estimulam o sistema linfoide, a exposição à energia eletromagnética, o estresse, são citados como eventuais causadores da doença, entre inúmeras outras possibilidades.

Estamos continuadamente sendo atingidos por substâncias que nos são estranhas, algumas potencialmente antigênicas, capazes de produzir reações imunológicas e anticorpos que são uteis para nossa proteção e alguns até têm sido induzidos preventivamente, como é o caso das vacinas. Entretanto, a exposição continuada a algum antígeno poderá causar alteração imunológica.

O aumento da produção de energia eletromagnética, não ionizante, faz parte da evolução e do progresso e nos atinge de maneira significativa, principalmente em cidades e casas. Tem sido mostrado que ela pode ativar a proliferação celular.

Embates e suas consequências emocionais fazem cada vez mais parte de nosso cotidiano no qual se estimula fortemente o consumo, a competição e as atitudes assertivas e combativas, pois seriam as características próprias para pessoas terem sucesso e não ter sucesso representaria fracasso e possibilidade de depressão imunológica.

Nessa situação de aumento de pessoas doentes, chama a atenção existir muita atividade no sentido de encontrar novos métodos para refinamento de diagnóstico e produção de medicamentos para tratar das doenças, mas não para se conhecer melhor as doenças e debelar suas causas, com a pretensão de que elas seriam "obras do destino".

Estudos epidemiológicos que consomem tempo e dependem de financiamento significativo estão sendo pouco utilizados e a pesquisa a respeito da etiopatogenia dos linfomas, assim como de outros cânceres, tem sido rara e ainda não é possível uma definição de causa dessas doenças.

Estudos, que poderíamos chamar de esporádicos que foram realizados em meados do século passado, sugerem fortemente a importância da estimulação antigênica continuada. Mais recentemente tem sido mostrado que energia eletromagnética, quando existe exposição continuada, é um fator significativo para o aparecimento de doenças linfo proliferativas como a leucemia linfoide aguda da criança e o linfoma não de Hodgkin. No que se refere à pesquisa a respeito da relação entre emoção e o aparecimento de tumores, ela tem acontecido em pequena escala e seus resultados têm reforçado seu papel no aparecimento de doenças, o que está concorde com os relatos ancestrais, pois tem sido evidenciado não somente a participação da emoção no surgimento de doenças, mas também na resposta aos tratamentos realizados.

A literatura médica tem evidenciado que os excessos são inadequados, assim como as carências. Excesso de antígeno pode levar a proliferação celular que, se for continuada, facilita a possibilidade de mutações e a supressão da imunidade; excessos de energia não ionizante, o que inclui a eletromagnética, atuam promovendo a proliferação celular e pode facilitar mutações e afetar a imunidade. As emoções podem prejudicar nossa defesa imunológica contra as nossas células que eventualmente se modificam por estar submetidas a uma proliferação continuada.

Tudo indica que o aspecto emocional é um fator importante, se não o mais importante, para o aparecimento de doenças. Ele pode explicar a variação do seu aparecimento em pessoas quando submetidas à mesma exposição ambiental e mesmo apresentando a mesma mutação genética. Ele pode também ser o responsável pela diferença na resposta ao tratamento em diferentes pessoas com tumores teoricamente idênticos, bem como no aparecimento e na evolução de outras doenças.

Particularmente em relação aos tumores, existe toda uma informação que é incutida enfatizando sua malignidade e letalidade, o que pode ser um fator condicionante negativo, com efeito significativo para uma pior evolução do processo. Para alguns poderá ser como sair para disputar um jogo sabendo que vai perder e sem perceber a possibilidade de reverter o prognóstico. É importante reverter esse aprendizado, fazendo as pessoas perceberem que há um jogo a ser jogado e que pode ser ganho.

A ideia de que tumores têm uma origem multifatorial parece ser justificada, pois são inúmeros os agentes que têm sido relacionados ao aparecimento dos diferentes tipos de câncer. Quase que diariamente aparece mais um e, eventualmente, com essa desculpa ocorre uma "guerra" contra alguma coisa e muitas vezes, passado algum tempo, ela é esquecida e superada. Com frequência nesses episódios existe algum interesse envolvido levando mesmo a se enfatizar um fator menor para encobrir algo que é mais importante como é o caso, por exemplo, da poluição atmosférica. Também pode existir o interesse em se modificar o mercado de consumo. Mais recentemente está sendo proposta a teoria de que câncer seria dos azares da vida, independente de genes e agentes cancerígenos. A questão de imunidade só tem sido comentada em relação à imunoterapia farmacológica.

Entretanto, sabemos que agentes potencialmente cancerígenos são parte constante e cada vez mais frequente de nosso cotidiano. Após eles terem entrado em nosso organismo eles circulam e podem ser incluídos pelas células e modificá-las ou facilitar a inclusão de partículas que causam uma alteração no genoma celular e então a célula modificada poderá proliferar formando uma população anômala. Esta célula modificada é um elemento estranho ao organismo. Este, pela atividade do seu sistema imunológico, irá contê-lo impedindo sua proliferação, ou mesmo eliminá-lo.

Em meados do século passado a descoberta do método do PCR (*protein chain reaction*) trouxe informações importantes para o conhecimento das células, inclusive as tumorais. Como ele é bastante acurado, inicialmente foi considerado ideal para o diagnóstico precoce de câncer. Entretanto, essa primeira impressão não se tornou realidade. Este método mostrou ser muito útil para evidenciar que células de nosso organismo podem apresentar mutações e se tornar anômalas no decurso de nossa vida. Tem sido muito bem demonstrado que umas poucas células modificadas e potencialmente cancerígenas, como esse método tem a possibilidade de detectar, não definem o aparecimento de câncer. Esse fato fez com que o PCR não pudesse ser valorizado como exame para diagnóstico precoce de câncer. Ele permanece muito útil na área de pesquisa e de laboratório.

São publicados vários estudos a respeito da presença e significado de células que sofreram mutação. Em um deles um médico patologista americano demonstrou claramente que a presença do gene que foi modificado, cancerígeno, não implica o aparecimento da doença. Ele reviu o material das biópsias de mulheres com massas tumorais em mama que tinha arquivado no laboratório e investigou a presença do gene BRCA-1 que é específico para esse tumor. Tendo encontrado materiais de biópsias com resultado positivo para este gene, ele foi procurar pelas doentes que tinham sofrido as biópsias e verificou que, passados vários anos, a maioria dessas mulheres estava bem e saudável, ratificando o fato de que a presença do gene pode ter algum significado, mas não é determinante de doença.

Aparece então a pergunta: como e por que, eventualmente, essas células modificadas passam a proliferar e evoluem tornando-se uma doença?

Ora, vivemos em equilíbrio com inúmeros seres potencialmente nocivos entre os quais os vírus e as bactérias, que são facilmente demonstrados no nosso organismo, mesmo quando estamos saudáveis. Em algumas circunstâncias adoecemos por causa deles. Por outro lado, precisamos deles para estimular nosso sistema imunológico e manter nossa saúde. Por exemplo, bactérias são importantes para nosso sistema digestivo; vírus como os do sarampo e da caxumba atuam sobre nosso sistema imunológico, inclusive participando na sua modulação, tendo sido verificado que podem causar a remissão de linfomas e há mesmo referência à cura.

Experimentalmente foi bem demonstrado que existe a necessidade de uma quantidade significativa de agentes infecciosos para ocorrer uma infecção e o mesmo foi demonstrado para células tumorais causarem o aparecimento de um tumor. Quem atua impedindo a proliferação de pequena quantidade de agentes ou de células é nosso sistema imunológico. Ele faz com que possamos estar bem, mesmo tendo esse tipo de "hóspedes", pois estes estão sob controle e podem estar colaborando com nosso organismo. Havendo uma insuficiência do sistema imunológico existirá a possibilidade de proliferação desses elementos os quais, quando em grande quantidade, irão causar o aparecimento de doenças. Esse fato é facilmente comprovado experimentalmente quando se inocula em animais de experimentação diferentes quantidades de agentes infecciosos ou células tumorais e se observa que há a necessidade de um número elevado desses elementos para a doença acontecer.

A ocorrência natural de entrada desses agentes em grande quantidade no organismo anulando o seu sistema imunológico é rara. Esse tipo de ocorrência já foi verificado com vírus, bactérias e parasitas, mas não tem sido relatado em relação a células modificadas, potencialmente tumorais, que teriam de ser introduzidas em grande quantidade no organismo.

Em animais de experimentação observamos que a provocação de estresse escapável atua sobre o sistema imunológico e permite o aparecimento de algumas doenças. Se nós observarmos, verificaremos esse fato. Situações como provas escolares, concursos, entrevistas para emprego, brigas domésticas, problemas de trabalho, entre inúmeras outras, costumam fazer com que agentes infecciosos, com os quais convivemos, proliferem e apareçam diferentes doenças comuns, entre as quais resfriados, herpes, hipertensão, problemas gastrointestinais e os mais variados problemas de saúde.

Também em animais de experimentação, podemos observar que em situações inescapáveis existe alteração do sistema imunológico, mas é uma alteração diferente, funcionalmente mais intensa e prolongada, que permite o crescimento de tumores. Se começarmos a reparar o que ocorre conosco e com aqueles com os quais convivemos, iremos notar que isso acontece. Poderemos também observar experimentalmente que, se provocarmos situações de estresse, o animal não responde a medicações nem a vacinas e, se tiver um tumor, ele não terá resposta à terapêutica específica.

Fenômeno similar ocorre clinicamente quando observamos os tratamentos para infecções, as respostas à vacinação, e também a qualquer outro tratamento, inclusive antitumoral. Todos eles são prejudicados pelas situações de estresse emocional.

Esses fatos deixam claro que existe a necessidade de se cuidar do doente e não só de tratar a doença e que o médico poderá fazê-lo conversando e orientando o doente que está aos seus cuidados a fim de que ele supere seus vários problemas, inclusive aprendendo que sua doença não é uma entidade maligna, mas alguma coisa contra a qual ele poderá lutar fazendo sua emoção ativar seu sistema imunológico e suas células "*natural killer*".

O trabalho de Eysenck e os de outros grupos estão de acordo com os achados encontrados experimentalmente e estão conformes com os relatos ancestrais. Esses resultados, tanto fazendo observações clínicas na espécie humana e em outras espécies quanto realizando estudos experimentais em laboratório, corroboram aquilo que pude observar nos doentes no que se refere ao aparecimento de suas doenças, assim como às respostas aos tratamentos realizados, conforme fica evidenciado nas histórias sumárias de doentes que relatei.

Eysenck sugere a necessidade de modificações no tratamento psicológico de pessoas a fim de atingir melhor o objetivo de tratá-las, inclusive para prevenir doenças e restaurar a saúde delas. Essa é uma observação importante ainda mais se considerarmos que, atualmente, muitos ainda preconizam um tratamento psicológico tendo como objetivo a aceitação da doença, em particular do câncer, que seria algo de origem indeterminada e fatal. Uma mudança poderia incluir: pessoas fazerem uma revisão de valores e prioridades, o que poderia permitir enfrentar as adversidades de tal maneira que não fiquem fragilizadas e com isso permitam o aparecimento e prejudicam o tratamento de doenças. Isso implicaria saber aceitar a sobrecarga de exames e tratamento, no mais das vezes muito desagradável, mas necessários para a solução do problema orgânico e conscientizar a respeito da importância da atuação de seu sistema imunológico e de como suas emoções e sua vontade poderão estimulá-lo e colaborar na luta para destruir os elementos nocivos e eventualmente resistentes. Para isso, muito provavelmente, o doente terá de fazer uma reavaliação de valores com o consequente reaparecimento de uma perspectiva e da vontade de superar a situação desagradável, isso é fundamental. Câncer não é uma entidade maligna de origem indeterminada que deve ser aceita e cujo tratamento está estrito a atividade do médico oncologista. Como todas as doenças, ela depende da reação do doente para eliminar os agentes nocivos, o que inclui as questões emocionais que envolvem tanto o aparecimento da doença quanto a agressividade eventual do tratamento e mesmo as reações de pessoas com quem convive.

Existem médicos que têm tido a iniciativa de estimular o doente a fazer seu organismo lutar contra a doença, como é o caso do grupo do Dr. Simonton, que ensina aos doentes o funcionamento de seu sistema imunológico com o objetivo de fazê-los pensar e visualizar as células que devem atuar na sua defesa e destruir as células indesejáveis, inclusive as resistentes a medicamentos. Ele relata êxito com este tipo de procedimento.

O câncer permanece no imaginário da população como uma entidade maligna a ser combatida e não como um processo adquirido por mutações celulares que acontecem normalmente no decorrer da vida, devido a agentes os mais variados, e contra os quais temos meios de defesa, assim como fazemos reagindo aos agentes infecciosos e aos corpos estranhos. Comprovadamente células de nosso sistema imunológico, particularmente as células linfocitárias *"natural killer"*, são os agentes mais letais para as células cancerosas, contra as quais estas não têm como apresentar resistência, e com a possibilidade de não produzir efeitos colaterais indesejáveis. Entretanto, também elas, se superexcitadas, podem agredir nosso organismo.

Se no decorrer da vida vamos ganhando mutações celulares, como é evidenciado pelo exame de PCR, e estas por si só fossem capazes de nos fazer cancerosos, não deveríamos estar vivos. Sabemos que a cada dia são acrescentados mais agentes potencialmente cancerígenos no nosso meio ambiente e que se fôssemos tentar evitar a todos estaríamos impossibilitados de viver. Os agentes cancerígenos estão presentes no ar que respiramos, na água que bebemos, nos alimentos que ingerimos, nos diferentes produtos que utilizamos, e nas diferentes radiações que nos circundam.

Vale lembrar que, pelas informações que todos nós recebemos com base naquelas obtidas em estudos epidemiológicos feitos de maneira que muitas vezes pode ser discutida, estamos vivendo um período em que se propala a existência de alguns agentes cancerígenos extremamente perigosos, como é feito com o cigarro, porém não existe nenhuma ênfase quanto aos agentes cancerígenos que estão presentes nas diferentes formas de poluição, particularmente a atmosférica e nos demais elementos que nos circundam. A desinformação a respeito é importante e significativa.

O fato é que se formos evitar todos os agentes cancerígenos até agora reconhecidos ficaremos impedidos de viver e de usufruir as vantagens produzidas pelo progresso como, por exemplo, os diferentes aparelhos eletrônicos e os automóveis, que apresentam sempre um produto de última geração para alimentar o consumo. Tem sido enfatizada a importância de aumentar a produção dos mais diferentes alimentos, inclusive os alimentos transgênicos, a fim de poder alimentar a população mundial e para isso têm sido utilizados os mais diversos produtos sintéticos e potencialmente cancerígenos. Também é notável como as informações nos são incutidas de tal forma e com tal força que atualmente um fumante seria um pária, um marginal, alguém sem força de vontade e irresponsável, enquanto que uma pessoa ter um ou mais automóveis confortáveis e potentes, queimando derivados do petróleo, significaria sinônimo de sucesso.

Quando os recursos da biologia molecular nos permitem saber a respeito de células serem modificadas e se tornarem potencialmente cancerígenas e que isso ocorre progressivamente no decorrer da nossa vida graças aos inúmeros agentes que existem e que têm sido intensivamente criados pelo progresso, fica estranho pretender que o câncer seja algum tipo de entidade e não uma consequência das mutações e, principalmente, de falha de nosso sistema imunológico em coibir o crescimento de uma população de células modificadas que nos são estranhas. É ainda mais intrigante que não sejam estimulados os estudos sobre por que e como ocorre a falha na defesa imunológica e só se ater em pretender tratar a consequência, o câncer.

Fica a impressão de que não importa a Saúde e o que interessa é a doença.

Há de ser lembrado que o tratamento que faz a cura dos diferentes cânceres afeta o organismo no seu todo, não é inócuo, e suas sequelas têm de ser encaradas e superadas. A revisão de vida e de valores que então ocorre é um aspecto positivo que até colabora para encarar a nova fase. Também tem de ser considerado o custo do tratamento que é crescente e tem resultado em possibilidades desiguais de terapêutica que podem depender de onde o doente está sendo atendido e mesmo de seu poder aquisitivo, fato este absolutamente indesejável.

O QUE PODE CAUSAR DEFICIÊNCIA IMUNOLÓGICA?

Existem várias possibilidades para o aparecimento de alterações e diminuição de nossa resposta imunológica. Uma delas, essencial para a nossa existência, é a que acontece nos seres do sexo feminino para que possam ocorrer nascimentos. Os seres sendo diferentes teremos pai e mãe diferentes que geram alguém que não é exatamente nenhum dos dois e é "estranho" à mãe. Esse alguém começa por uma célula primordial que irá se multiplicar em ambiente protegido que irá permitir a proliferação e diferenciação de um grupo numeroso de células que constituem um ser, um "corpo estranho" para a mãe. A aceitação deste novo ser implica a produção de hormônios que dão origem a uma imunossupressão fisiológica na mãe, protege o feto e cria a possibilidade de ele se desenvolver de maneira apropriada. Quando o processo está encerrado há a normalização da situação materna e a "expulsão" do novo ser. Poderíamos dizer que, quando somos dados à luz, acontece a primeira rejeição que sofremos na vida.

Em situações em que recebemos sobrecarga de antígenos entrando na corrente sanguínea como, por exemplo, em superinfecções e superinfestações também pode acontecer uma diminuição da imunidade, rotulada como anergia, causando uma maior gravidade da doença. Isso também ocorre nos processos tumorais quando, após as células modificadas terem proliferado, existe uma massa tumoral que é um corpo estranho e pode inibir o sistema imunológico. Esses fatos são facilmente verificáveis.

Nossa imunidade também pode ser afetada por situações emocionais causadas por diferentes motivos e que afetam o sistema imunológico que nos protege de maneira mais ou menos intensa.

Fica aparente que os doentes com câncer têm vários fatores que podem estar alterando sua imunidade: o estresse que afetou seu sistema psiconeuroimunoendócrino e permitiu a proliferação de população de células diferentes, modificadas; a presença de uma população de células estranhas em maior quantidade e com ação imunossupressora; o estresse secundário ao conhecimento da doença e da agressividade do tratamento e, muitas vezes, a própria terapêutica. Esses fatos mostram e importância da conversa com o doente a respeito de toda a situação e torna discutível a conduta "realista" de contar ao doente tão somente seu diagnóstico, o tratamento que deverá receber e a sua chance de cura conforme as estatísticas vigentes, pois isso poderia acrescentar mais um fator de depressão imunológica. Por exemplo, informar ao doente que ele tem o câncer X, vai receber um tratamento desagradável Y, para ter uma chance menor que 50% de cura, é algo desanimador para alguém que precisa perceber que tem possibilidades, que pode superar sua doença. O doente tem de entender o quanto sua vontade é importante para sua recuperação e, que via seu sistema imunológico e suas células *"natural killer"* pode atuar colaborando com a destruição de seu tumor, pois na prática, sua chance é de 50%, isto é, cura ou não. Os agentes terapêuticos usados no tratamento são importantes na destruição do câncer, mas comprovadamente só as células *"natural killer"* são os agentes de fato efetivos, contra o qual as células tumorais não apresentam resistência e atuam contendo eventual doença residual.

É notório que doentes com AIDS só começaram a ter uma melhor evolução conforme perceberam que essa doença não era necessariamente letal e que poderiam se curar. Esse fenômeno ocorre, muito provavelmente, pelo processo de condicionamento, que explica como a confiança e a fé são fatores importantes para o tratamento. Esse evento está relacionado ao nosso eixo hipotálamo-hipofisário, da mesma forma que acontece com o efeito placebo que tem sido mostrado como responsável por 60% do êxito de qualquer tratamento.

Quando o tumor é existente, há que ser devidamente tratado para que ocorra sua destruição ao máximo com a consequente melhora, inclusive imunológica. Para isso se faz necessário conhecer os diferentes aspectos que envolvem o doente e sua doença para poder tratá-lo. O tratamento não pode ser tão somente para a destruição do tumor e superação dos problemas colaterais que sempre ocorrem, tem de ser um tratamento integral e no qual é essencial o diálogo, inclusive para auxiliar na superação de eventuais problemas consequentes à terapêutica.

Em inúmeras ocasiões fui procurada na Faculdade por pessoas de diferentes procedências que apenas precisavam conversar sobre suas doenças, coisa que não ocorria com os médicos com os quais estavam se tratando. Após as conversas elas agradeciam dizendo que estavam se sentindo melhor pelo fato de ter podido falar e esclarecer suas dúvidas. Ora, um médico é um cuidador e um doente é um ser e, portanto, o médico deve cuidar do ser que ele assumiu e conversar faz parte significativa desse cuidado. Cabe ao médico tomar as condutas necessárias para que o doente, que deverá continuar vivo e terá eventualmente uma vida diferente e com algumas limitações, possa vir a se sentir bem e saudável. As limitações podem trazer problemas sociais e emocionais que terão de ser superados. Há de ser mais uma vez lembrado que, na realidade, temos apenas duas possibilidades para uma pessoa que está doente: ela irá se curar ou ela não irá se curar.

Há uns 30 anos tive a oportunidade de receber uma doente que tinha um tumor considerado pela literatura médica da época como absolutamente incurável, estatisticamente sua chance seria zero. Pensando no tumor, que não era um linfoma, tive de programar um tratamento quimioterápico e aplicá-lo. Em nenhum momento comentei com a doente sobre a alta malignidade de seu tumor, ela não perguntou nada a respeito, muito embora provavelmente tivesse percebido a gravidade de sua situação, pois seus familiares tinham conhecimento do fato e os doentes têm a percepção da reação de seus familiares e circunstantes. Isso acontece com a grande maioria dos doentes, que muitas vezes pedem que o médico conte para eles o que está acontecendo, pois percebem que existe alguma coisa escondida e se sentem enganados. Essa doente só quis conversar sobre um tratamento para curá-la. A resposta ao tratamento foi ótima e, em nossas conversas durante o seguimento da terapêutica, e com parentes dela, pude concluir que isso ocorreu porque ela estava a fim de solucionar seu problema, não houvera nenhum "milagre" decorrente do meu conhecimento de quimioterapia, que deve ter colaborado para sua cura.

SOBRE O PROGRESSO, O AUMENTO DE AGENTES CANCERÍGENOS E O RECONHECIMENTO DE ANTICANCERÍGENOS NATURAIS

Há cerca de 20 anos ficou público e famoso um episódio em que o então presidente dos EUA, Sr. George Bush, declarou que não gostava de brócolis e não iria ingeri-los. Isso aconteceu em consequência do fato amplamente divulgado, inclusive pela imprensa leiga, de que os brócolis são o alimento que contêm agentes anticancerígenos que anulam o efeito de todos os agentes cancerígenos que são utilizados com a finalidade de combater pragas e aumentar a produção das frutas, verduras e legumes que habitualmente ingerimos.

Sabe-se que não só os brócolis contêm agentes anticancerígenos, outros vegetais como uva escura, tomate, couve, repolho, melancia, graviola, entre muitos outros, contêm substâncias que atuam tanto como anticancerígenos quanto melhorando a resposta imunológica e, assim, também têm a possibilidade de combater os efeitos indesejáveis das substâncias que são absorvidas pelos vegetais e animais, conforme elas são utilizadas para aumentar a produção dos mesmos com a finalidade de fazer parte da nossa alimentação e de incrementar a exportação e o lucro.

Há décadas, em trabalhos publicados em periódicos de grande aceitação científica, como o *Science, Cancer Research, Proceedings of the National Academy of Sciences,* entre muitos outros, tem sido divulgada a atuação significativa da uva escura como anticancerígena, inclusive com ação benéfica sobre o sistema imunológico e, além disso, com atividade antiviral, pois inibe a ação da transcriptase reversa e assim impede a proliferação dos vírus, inclusive dos HIV. Essas propriedades do suco de uva foram aproveitadas por um dos doentes que relatei, o qual tomou suco de uva espontaneamente com base no conhecimento popular, na conversa de amigos, e com isso subverteu aquilo que estava contido no conhecimento científico ortodoxo, houve a negativação do vírus, além de ter se curado do linfoma.

Alguns propõem que as substâncias existentes em alimentos sejam isoladas e estudadas para serem sintetizadas. Entretanto, a maioria deles, como a uva, é constituído por inúmeras substâncias e não se sabe exatamente qual o papel de cada uma delas, nem se só alguma delas seria útil ou se seria melhor a ingestão do conjunto. Sabe-se que substâncias podem interagir tendo efeitos sinérgicos ou antagônicos e essas duas situações poderiam produzir resultados que podem ser úteis, pois sinergismos e antagonismos podem ter resultados positivos, visto que quando há sinergismo ocorre algo mais que uma soma e o antagonismo pode diminuir um efeito que teria o risco de ser excessivo. É importante notar que o isolamento de todas essas substâncias tem um custo e a avaliação das possibilidades de todas as combinações que poderiam acontecer entre elas seria, na prática, economicamente proibitiva de acordo com especialistas da área. Ao mesmo tempo não existem relatos de estudos comparativos mostrando que a substância sintetizada com base naquela que fora isolada como se fosse a atuante, no caso da uva o resveratrol, dos brócolis o sulfarofeno, do tomate o licopeno, produza efeito superior ou melhor que os produtos naturais com suas inúmeras outras substâncias que podem interagir.

Ao mesmo tempo existem autores que publicam artigos condenando os alimentos contendo esses tipos de substâncias pois, por exemplo, eles levariam à superdose de hormônios em mulheres na fase de menopausa para as quais a conduta tem sido prescrever medicamento para reposição hormonal. Outros pretendem defender que alimento deve ser tão somente uma questão gastronômica e não de boa nutrição e, consequentemente, saúde.

Paralelamente aumentam cada vez mais as radiações que nos circundam, particularmente as rotuladas como não ionizantes que se originam na luz solar (ultravioleta, infravermelho, etc.), micro-ondas, instalações elétricas, antenas em geral, aparelhos eletrônicos, controles remotos, telefones celulares, etc., etc., etc... Estamos cada vez mais envolvidos pelas radiações e existem estudos mostrando que elas são potencialmente nocivas.

Sabe-se alguma coisa sobre os problemas relacionados às radiações ionizantes, como as dos raios-X e da radioterapia, e sua ação sobre os organismos. Elas já são conhecidas e utilizadas há quase um século. Essas radiações ficaram famosas graças às bombas lançadas em Hiroshima e em Nagasaki onde mostraram produzir amplos efeitos imediatos e tardios, que causaram surpresa até para seus idealizadores. Sua energia tem alta frequência, acima de 1016 GHz e pode causar mutagênese, teratogênese e carcinogênese. Entretanto ainda pouco se sabe como atuam as radiações não ionizantes, como as da energia eletromagnética, que tem frequências muito inferiores, podendo ser extremamente baixas (50 Hz), e quais os efeitos que elas produzem nos organismos a elas expostos por tempo prolongado ou não.

Sabemos que tanto as radiações não ionizantes quanto as ionizantes, quando usadas de maneira adequada, podem produzir resultados positivos para a saúde.

As referências de que a energia das radiações não ionizantes teria efeitos nocivos, prejudiciais à saúde, têm provocado o aparecimento de legislações e de muitos estudos para avaliar esse tipo de energia e como ela age sobre os organismos. Esses estudos deverão esclarecer melhor o que é energia, nas suas múltiplas formas, e como ela atua sobre os átomos, moléculas e células dos organismos e sobre a energia dos seres. Provavelmente iremos conseguir superar a fase de definir a energia como "a capacidade de produzir trabalho", que é o que tenho ouvido de especialistas da área de física.

Os relatos relacionando aparelhos eletroeletrônicos, e as antenas a eles vinculadas, a problemas de saúde têm levado a uma vigilância para controlar excessos e a estudar as eventuais consequências no curto e longo prazo. Esse problema tem preocupado instituições nacionais e internacionais, inclusive a Organização Mundial da Saúde. Muito embora ainda se ignore os mecanismos de ação, já se sabe que níveis elevados dessa energia e exposições prolongadas podem ser prejudiciais.

Mesmo não havendo uma noção exata a respeito de como essa energia atua sobre os organismos, estudos têm sugerido que ela o faz de várias maneiras, inclusive agindo sobre as membranas celulares e estimulando a proliferação celular. Isso tem sido demonstrado por pesquisadores que trabalham com culturas de diferentes tipos de células e têm produzido a proliferação de tecidos como pele e osso entre outros. Esses estudos apresentam resultados que poderão vir a ser úteis no tratamento das mais diversas situações e também sugerem explicações para como essas radiações poderiam afetar os organismos e até facilitar mutações e, consequentemente, os cânceres.

É cientificamente comprovado o fato de que uma proliferação celular continuada facilita a incorporação de partículas pelas células e, consequentemente, a possibilidade de mutações. Sabemos que somos conjuntos de partículas, átomos e moléculas que se unem em função de energia, só não sabemos como interagem as diferentes fontes de energia em suas diversas formas, inclusive a nossa energia, nem quais os resultados dessas ações e eventuais interações. Como em qualquer situação, parece que há uma relação significativa entre a duração da exposição à energia e o efeito produzido, e este pode ser positivo ou negativo, dependendo de frequência de onda, intensidade da energia e tempo de exposição.

Com o progresso, e todas as mudanças que estão ocorrendo em função dele, como a crescente incorporação de produtos sintéticos derivados do petróleo no nosso meio ambiente, particularmente com a produção de substâncias que utilizamos e entramos em contato de diferentes maneiras, por exemplo: ingerindo alimentos e respirando a poluição atmosférica, e também com as radiações não ionizantes que nos circundam em suas diferentes frequências, existem inúmeras maneiras de estarmos sofrendo mutações. Elas ocorrem continuamente e, com o passar do tempo, se tornam mais numerosas em nosso organismo. Esse fato tem sido demonstrado pelo método do PCR. Consequentemente temos a necessidade de ter um sistema imunológico ativo, não deprimido, a fim de nos defender contendo todas essas situações em que células modificadas por esses diferentes agentes poderiam proliferar. Se essas proliferações não forem contidas por nossa defesa imunológica, e conseguirem se desenvolver, teremos os diferentes tipos de tumores.

Felizmente, temos um sistema imunológico que nos permite viver, superando todos os elementos estranhos que nos atingem diuturnamente e assim podendo conviver com eles. Para isso devemos cuidar pare que ele esteja bem e ativo.

EVOLUÇÃO DO ATENDIMENTO MÉDICO

Desde séculos antes de Cristo, chineses, essênios, gregos e egípcios, entre outros, descrevem a resposta global dos organismos. Note-se que então já existiam práticas médicas importantes, sendo referido que os chineses em 500 a.C. realizaram transplante de órgão utilizando um fungo que atualmente tem seu componente imunossupressor sendo sintetizado e recebe o nome de ciclosporina; os egípcios faziam trepanações; os essênios eram famosos como terapeutas e os gregos tinham uma prática que fez com que Hipócrates se tornasse o pai da medicina ocidental. No Oriente Médio se fazia aquilo que hoje chamamos de medicina preventiva, utilizando-se preceitos religiosos para evitar diferentes doenças como, por exemplo, a não ingestão de carne suína, pois os rebanhos eram infestados, a proibição da endogamia a fim de reduzir as doenças hereditárias e a orientação quanto a práticas sexuais, tipo sodomia, que poderiam causar lesões orgânicas e consequentemente doenças.

Até cerca do século IX d.C., estas linhas de pensamento, conhecimento e estudo se inter-relacionavam, como ocorria na cidade de Salerno, no reino das Duas Sicílias, onde existia uma Universidade que reunia os estudiosos da época, independentemente de credo, etnia e sexo, aqueles que queriam adquirir conhecimento e estudar. Então ocorreu uma mudança, com o mundo ocidental se isolando, procurando concentrar o conhecimento junto ao setor religioso, e renegando os demais, que não professavam a mesma religião e cujas práticas, até então reconhecidas, passaram a ser rotuladas como heresia e bruxaria e eram absolutamente condenadas e resultavam em prisão, tortura e mesmo na morte de seus praticantes.

A educação existente era a milenar, feita boca a boca e inclusive forneceu informações para que a Bíblia fosse escrita por autores não identificados. A educação acontecia através das fábulas e lendas que permitiam a formação das crianças e da população. O conhecimento e as orientações eram passados por essa prática como, por exemplo, a lenda do "Aprendiz de Feiticeiro", que teve origem em torno do século XI e posteriormente inspirou uma poesia a Johann Wolfgang Goethe, uma música a Paul Dukas e, em meados do século passado, um desenho animado de Walt Disney, incluído no seu primeiro filme, *Fantasia*, no qual ele reuniu Goethe, Dukas e o camundongo Mickey. Coincidentemente esse filme foi realizado pouco após o final da Grande Guerra, quando foi utilizada a bomba atômica e seus próprios criadores perceberam que se conhecia algo sobre a energia atômica, mas não se sabia o suficiente para prever todas as suas consequências.

No mundo ocidental, o forte vínculo existente entre a religião e a posse do conhecimento levou à ideia de que haveria uma conotação religiosa quando se associava corpo e alma e, no século XVII, Descartes inicia uma nova fase, pensamento cartesiano, sugerindo uma separação entre corpo e alma, pois esta seria tão somente para pensar, e preconizando a necessidade de comprovação dos conhecimentos. Entretanto, no início do século passado, o pai da medicina inglesa, Dr.Osler, em seu compêndio sobre Medicina, referiu o ser como um todo, como fizera Hipócrates.

Pode ser observado que até hoje persiste a confusão entre o que seria alma e o que seria a mente. Nas últimas décadas voltou a percepção de que corpo e mente estão estreitamente unidos, muito embora os neurocientistas ainda não tenham demonstrado a localização nem a eventual diferença entre espírito, mente e alma.

No século passado, houve um crescimento notável na exigência de comprovação científica dos fenômenos que ocorrem, porém não tem havido o crescimento necessário do interesse e de financiamentos que permitam a possibilidade de fazê-lo em algumas áreas, como as relacionadas à psicologia e à reação global dos organismos. Os financiadores têm suas prioridades.

A comprovação adequada de eventos de saúde requer estudos de populações numerosas, o que exige equipes para executá-los. Isso originou o aparecimento de grupos multicêntricos utilizando protocolos para o tratamento de diferentes doenças e a necessidade de financiamentos, em geral privados, para sua execução. Paralelamente iniciou-se um discutível processo de avaliação da produtividade dos pesquisadores *"publish or perish"* (publique ou pereça). Os estudos populacionais relacionados a doenças exigem uma equipe, tempo e tem um custo. Os atuais processos de avaliação de produtividade *exigindo* quantidade de publicações anuais têm feito com que os estudos epidemiológicos sejam preteridos e muitas coisas que ocorrem e merecem uma pesquisa adequada não têm recebido apoio para serem estudadas e comprovadas cientificamente. Como consequência, elas não têm sido aceitas pelos meios considerados "cientificamente corretos" ou mesmo têm sido negadas, muitas vezes com a pretensão de que algo não cientificamente comprovado não ocorre. Por outro lado, essa necessidade de comprovação e a dificuldade em se chegar à verdade fazem com que a profissão de pesquisador seja das poucas que apresentam futuro garantido, sem risco de ser extinta, pois pesquisadores são aqueles que fazem perguntas, procuram por respostas e estas sempre os encaminham para possibilidades que geram novas perguntas na sua busca do conhecimento e da verdade.

A evolução das pesquisas depende de financiamento e existem diferentes tipos de apoiadores que praticamente são os que definem as prioridades. Os financiadores podem ser públicos ou privados e, dentre estes, na área da saúde existe uma participação crescente da indústria farmacêutica. Os apoiadores têm dado um direcionamento bastante marcante para os caminhos a serem percorridos. A partir da segunda metade do século passado, coincidindo com o começo do estudo molecular do genoma e com concomitante crescimento da participação da indústria farmacêutica no financiamento das pesquisas, esse fato se tornou bastante evidente. A indústria farmacêutica tem vínculo importante com a indústria do petróleo, muito embora sempre nos seja apresentada a imagem de que o petróleo só seria importante no fornecimento de energia e combustíveis. Falar nos inúmeros subprodutos do petróleo e as possibilidades de sua utilização seria um compêndio a ser escrito por um profissional da área.

Em mais de uma oportunidade o Prof. Dr. Adib Jatene, médico e professor de Medicina que esteve mais de uma vez Ministro da Saúde, referiu, inclusive por meio da imprensa leiga, que em vez de a indústria farmacêutica atender aos médicos, ocorre a situação inversa: os médicos estão atendendo à indústria farmacêutica. Esta é uma parte daquilo que tem sido definido como indústria da saúde e tem importância significativa no PIB das nações, como refere o médico Alfred I. Tauber, quando escreve sobre a importância da "indústria da saúde" que representa 14% no PIB americano e a ausência de progresso na área clínica após os anos 1970, exceção feita aos transplantes. Em noticiário recente na secção de economia de um jornal de São Paulo, constou uma informação fornecida por profissional vinculado à área administrativa da saúde que diz respeito à importância da indústria da saúde para nosso país e, muito embora tenha sido referido não haver um conhecimento exato do montante, ele envolve valores superiores a trilhões de reais e está em franca expansão.

Outro fator bastante significativo na evolução dos acontecimentos foi a valorização da estatística com a pretensão de mostrar a veracidade de eventos, utilizando a comprovação matemática para a avaliação de qualquer fenômeno. Há de ser lembrado que normalidade existe em tudo, conforme é estatisticamente sugerido pela curva de Gauss. Os métodos estatísticos, que são cada vez mais sofisticados, mostram tão somente as modas, o mais frequente, e podem comparar grupos e alguma eventual diferença entre eles. É extraordinária a importância de como os grupos são formados e da escolha do método para a obtenção de um resultado que seja de fato válido, pois existe a possibilidade de organizar o estudo para a obtenção de resultados desejados. Mais de um autor da área médica já escreveu a esse respeito, particularmente se referindo a resultados obtidos em estudos de protocolos clínicos feitos com o intuito de mostrar que um novo tratamento é superior aos já existentes. Há de ser lembrado que, conforme referido por Karl Popper, um fato só poderá ser definido como verdade quando tiverem sido afastadas todas as demais possibilidades.

Ora, as populações são muito variadas e assim a avaliação científica de qualquer fenômeno fica bastante complicada, pois a amostra que se faz necessária tem de ter um tamanho adequado para poder apresentar resultados com alguma significação e isso envolve tempo, material, equipe de pesquisa e consequentemente custo. Esse fato tem feito com que, cada vez mais, as pesquisas sejam realizadas em situações em que se possa ter uma amostragem reduzida e resultados rápidos para os pesquisadores poderem publicar a fim de serem considerados "produtivos". Suas produções têm sido mensuradas pelo número de publicações feitas, e suas carreiras são dependentes dessa produtividade assim como dos financiamentos que recebem para se manter e atender sua produção. Além disso, os apoios financeiros estão vinculados ao tipo de pesquisa realizada que tem de ser do interesse dos financiadores. Fica difícil ter-se um grande número de publicações fazendo estudos que exijam uma amostragem grande, como são os que têm como objetivo analisar uma resposta integral do organismo, e é praticamente impossível realizar esse tipo de pesquisa sem ter apoio financeiro.

A pesquisa tem tido de ser enquadrada dentro dos interesses dos financiadores, quaisquer que sejam. Quando se trata do estado, são consideradas as prioridades que os governos consideram importantes. No caso das empresas essas prioridades são mais imediatas, pois envolvem produtos que foram criados, aparelhos ou medicamentos, que precisam ser testados com rapidez para poder obter patentes, ser liberados para uso geral e assim pagar os seus custos e originar lucro. Essa questão é bastante complexa visto que essas empresas são multinacionais e há variação nas legislações dos países quanto ao rigor ético a ser usado na proteção de suas populações. Atualmente existe um fator agravante que é a possibilidade de as empresas, que financiam os pesquisadores, permitirem que eles paguem "cobaias" para suas pesquisas clínicas, numa época em que a crise econômica, o desemprego e a pobreza são um fato mundial. Também existe o interesse das empresas em que os resultados apareçam rapidamente e lhes sejam favoráveis.

É notável que só recentemente tenham surgido uns poucos periódicos que relatam resultados negativos, mas a tradição de não os reportar é famosa e ainda prevalece. Provavelmente, se houvesse os relatos de todos os resultados negativos, muitos novos medicamentos não apareceriam como superiores e mais caros e, muitos experimentos feitos por pesquisadores não seriam realizados para novamente terem resultados negativos.

A alternativa da experimentação em animais permite a obtenção de resultados mais rápidos e tem sido utilizada inclusive pela indústria farmacêutica para os estudos iniciais de seus produtos. Entretanto, ela tem esbarrado nas críticas relacionadas às diferenças entre as espécies e, mais recentemente, nos questionamentos feitos pelas organizações de defesa dos animais. Esse questionamento, muitas vezes justificado, tem motivado um aprimoramento nos cuidados com esse tipo de experimentação visando à ética desse procedimento, o que inclui principalmente a sua validade. A avaliação das respostas de seres inteiros é absolutamente fundamental, pois organismos reagem no seu todo e experimentos "*in vitro*" e programas de computador não apresentam essa possibilidade de mostrar "efeitos colaterais", que podem ser impeditivos. A pesquisa experimental motivou o surgimento da produção de animais específicos, que são física e geneticamente semelhantes ou mesmo iguais e algumas linhagens podem ter características que apresentam ou facilitam doenças determinadas. Com isso, se pode reduzir o número de animais para que os experimentos tenham resultados estatisticamente válidos, e assim ocorrer a redução do tempo e do custo. Além disso, cria-se a possibilidade de aumentar o número de publicações. Entretanto, este procedimento tem as limitações secundárias ao fato destes animais experimentais serem diferentes até mesmo daqueles da sua espécie e, portanto, não possibilitam a demonstração de uma resposta de um ser normal, mas simplesmente o estudo de situações particulares e muitas vezes pontuais.

Mais simples ainda são os estudos realizados "*in vitro*" para a avaliação de aspectos estritos e altamente específicos, em tempo curto e, portanto, com a possibilidade de permitir um maior número de publicações.

É evidente que os estudos de situações pontuais não têm como refletir o todo de um organismo. Eles podem até mostrar detalhes significativos para poder auxiliar na explicação do todo, mas não a resposta do ser no seu todo a uma determinada situação. Entretanto, este tipo de pesquisa permite um notável aumento no número de publicações para atender ao "*publish or perish*" que, de acordo com vários autores que escrevem em periódicos conceituados, tem sido prejudicial à pesquisa e ao progresso. É fato que essa filosofia tem alimentado notavelmente o mercado editorial, impresso e por internet, com o aparecimento dos mais diversos periódicos especializados com corpos editoriais próprios para credenciá-los como tendo qualidade e isenção e permitindo um aumento no índice de citações, o que tem sido considerado um dado importante para mostrar produtividade do pesquisador.

Todos esses fatos nos levam a pensar que, atualmente, se vive em função de algum tipo de indústria que acarrete lucro e melhore o PIB.

Isso foi mais uma vez evidenciado conforme no início do século o governo Clinton nos EUA, sentindo a crise no atendimento à saúde da população e que esta procurava por práticas alternativas, fez com que o NIH (National Institute of Health) iniciasse um programa para financiar pesquisas sobre as práticas alternativas, que então passaram a ser denominadas como complementares. Havia inclusive pressão das empresas de saúde locais para que isso ocorresse e eles pudessem continuar a atender à população. Houve troca de governo e mudaram as prioridades. Nitidamente passou a predominar a urgência da indústria do petróleo que faz parte intensiva de nossa vida cotidiana, alimentação, aparelhos e inclusive na produção de medicamentos e reagentes sintetizados pela indústria para serem utilizadas nas pesquisas. Então recrudesceu a ênfase para as pesquisas em áreas tradicionais e com o objetivo de tratar doenças. Conjunturalmente permanece algum crescimento das várias áreas que poderão vir a possibilitar um custo mais baixo para o atendimento de doentes e melhora da saúde, pois é reconhecido que o custo do progresso tecnológico está levando ao risco de tornar a medicina inviável para todos. Ao mesmo tempo se reconhece que todos têm direito à melhor atenção à saúde.

RELAÇÃO MÉDICO DOENTE E EFEITO PLACEBO

Existem inúmeras publicações mostrando que a relação médico-doente e a confiança depositada no médico são responsáveis por 60% do resultado do tratamento. Esse efeito tem sido denominado "efeito placebo" e relacionado ao fenômeno do condicionamento, ao qual estamos submetidos desde a nossa vida intrauterina. Tem sido demonstrado que neste período aprendemos muito. Alguns pesquisadores estudaram o papel da música nessa fase e concluíram que é quando começamos a aprender nosso gosto musical. Este é só um exemplo, pois nesse período pode-se aprender muitas coisas boas e ruins. Ao mesmo tempo esse fato permite pensar sobre a questão da importância da genética e do meio ambiente quando lembramos famílias como as de Bach, Mozart entre muitas outras, só referindo algumas famílias musicais famosas. Esta é tão somente mais uma das questões para as quais se procura resposta: o que é mais importante, a genética ou o ambiente?

No século passado, na década de 1970, Robert Ader demonstrou experimentalmente o efeito placebo, o que lhe permitiu uma linha de pesquisa significativa, procurando encontrar os mecanismos para esse fenômeno. Em estudo publicado pela revista *Science*, ele mostrou que a ciclofosfamida, droga imunossupressora, tinha ação sobre a doença de camundongos com lúpus e que isso não ocorria no grupo que recebia solução fisiológica. Na sequência ele trocou o tratamento dos grupos, injetando solução fisiológica nos que tinham recebido ciclofosfamida e esta droga nos que tinham recebido solução fisiológica. Observou que a mudança da substância injetada em cada grupo não afetava o efeito, os camundongos tinham aprendido a resposta. A observação deste e de outros eventos deu a Ader uma linha de pesquisa e a possibilidade de criar a área de Psiconeuroimunologia. Inúmeros outros pesquisadores atuam nessa área e já foram editados compêndios, além das publicações em periódicos, como o *Annals of the New York Academy of Sciences*, que apresentam vários volumes dedicados ao tema.

O efeito placebo é absolutamente significativo e reconhecido, muito embora alguns tentem negá-lo. Sua importância obriga aos pesquisadores clínicos terem cuidados específicos nos estudos de protocolos, quando o objetivo é avaliar resultados de diferentes tratamentos. É sabido que a maneira pela qual o estudo é apresentado ao doente pode favorecer a resposta desejada pelo médico pesquisador e, com isso, tornar discutível ou mesmo invalidar o resultado obtido. Esse também é um dos motivos pelo qual não pode ser o pesquisador quem apresenta o projeto e a solicitação de consentimento informado aos participantes de seu projeto. Seguramente poderá ocorrer um conflito de interesses, pois em geral o pesquisador quer que aconteça a participação no projeto e que o resultado do estudo esteja de acordo com sua proposta. Esse aspecto é importante, ainda mais que atualmente está sendo intensamente incentivada a participação de humanos em pesquisas clínicas e, em alguns países, já ocorre o pagamento pela participação. Nessa situação fica aparente que há de ter muito cuidado, pois a soma de efeito placebo com as diferentes possibilidades de conflito de interesses pode induzir a erros dos mais variados tipos.

O efeito placebo é mais um dos aspectos da importância da relação do médico com seu doente, envolve a confiança que este tem no seu cuidador e a consequente influência na resposta ao tratamento.

No século passado, na década de 1970 nos EUA, existia um produto, Leatril, que estava obtendo algum resultado no tratamento de doentes oncológicos terminais. Era um produto receitado por "charlatães", sem qualquer estudo prévio e comprovação científica a mostrar sua eficácia. O Leatril tinha um aspecto parecido com creme de amendoim, amarronzado, viscoso e cheiro desagradável (eu experimentei), e sua ingestão resultava em melhora de doentes com câncer. Num trabalho realizado a respeito, publicado em posição de relevância no periódico *New England Journal of Medicine*, os autores mostraram que os doentes tratados com esse produto apresentavam melhor resultado quando comparados com aqueles que tinham o tratamento convencional. Esses pesquisadores concluíram que a diferença consistia na atenção que os "charlatões" davam aos doentes, enquanto os médicos conversavam menos, se restringindo a pedir exames, escrever receitas com base em protocolos padrão e a dizer chances estatísticas de resultados em geral pouco animadoras.

No final do século passado começou a ser observado um aumento da procura por não médicos o que, provavelmente, foi o que motivou o onco-hematologista Alfred I. Tauber a escrever o livro *Confessions of a Medicine Man – An essay in popular Philosophy*. Neste, entre outras coisas, ele deixa clara a sua preocupação com a evolução do exercício da medicina, que estava se tornando impessoal e com ênfase na técnica em detrimento da atenção ao doente. Tauber enfatiza o papel do médico cuidador atendendo aos princípios éticos de respeito ao outro e citando com frequência o pensamento do filósofo Emmanuel Lévinas cujas ideias que envolvem ética, basicamente o respeito e amor ao próximo, que deve estar presente na vida e também na prática médica.

Mais recentemente, muitos profissionais da saúde, cuidadores, têm publicado em periódicos ligados a suas áreas específicas sobre a importância da relação com o doente, do vínculo de confiança que deve ser estabelecido e da fé no resultado de tratamentos. Também há relatos sobre o quanto os doentes se sentem melhor tendo alguém que cuide dele e em não serem "segmentados" entre equipes multidisciplinares. Para que uma equipe multidisciplinar tenha a possibilidade de ser de fato atuante em relação ao doente, seus membros devem ter um contato constante e o doente tem de perceber que todos aqueles que o atendem estão a par do todo da situação dele. Entretanto, isso na maioria das vezes não ocorre, pois os membros da equipe não têm tempo hábil para fazê-lo.

MUNDO ATUAL E
PRÁTICA DA MEDICINA I

Os procedimentos para diagnóstico e tratamento das doenças oncológicas, inclusive as onco-hematológicas, estão cada vez mais sofisticados e mais caros e todos os que estão doentes, independentemente de situação econômica, tipo de convênio ou qualquer outro motivo, têm o direito de receber todos os procedimentos que corresponderiam à melhor conduta para a resolução de sua doença. Deve-se supor que se esses procedimentos não forem de fato necessários não devem ser utilizados para ninguém, onerando pessoas e instituições que cuidam da saúde, na maioria das vezes o Estado.

Todos têm de ter a possibilidade de receber o tratamento melhor possível, não importa o custo nem quem pague a conta.

Conforme vem sendo noticiado desde o final de século passado e de acordo com as notícias sobre economia, não há como os países poderem pagar pelo custo crescente de tratamentos médicos, inclusive de doentes com câncer e, notavelmente, a grande maioria dos doentes depende de convênios e, principalmente, do Estado. Esses fatos que têm sido publicados, inclusive na imprensa leiga, têm causado real preocupação e estão obrigando a discutir a ética de existir mais de um tipo de medicina. Até agora, aparentemente, a conclusão tem sido de que a medicina tem de ser igual para todos, muito embora as notícias mostrem que isso não ocorre na prática. Conforme noticiado pela imprensa, um ministro japonês se demitiu após ter sido feito público um seu comentário sobre o custo do atendimento médico e sua sugestão de reduzir o atendimento médico a idosos. Nos EUA, o sr. Obama aprovou uma legislação que ampliando o atendimento, o que já fora proposto anteriormente no final do governo do sr. Clinton. O atual presidente, sr Trump, tem tentado mudar esse programa face ao custo a ser pago pelo Estado.

No Brasil o professor Adib Jatene, quando esteve ministro da Saúde, propôs e defendeu um modelo de atendimento à saúde, que já existe em alguns países. Seria um atendimento graduado: o primário que atenderia a todos e então, quando necessário, faria o encaminhamento para o atendimento secundário ou terciário dependendo da complexidade e especificidade do problema de saúde existente. Por este sistema piramidal todos poderiam ser atendidos e usufruiriam de todas as possibilidades de atendimento que se fizessem necessárias. Isso implicaria, inclusive, utilizar a prática que valoriza o diálogo com o doente e sua história, serem pedidos exames realmente indicados e se retornar a uma medicina primordialmente clínica e que, muito provavelmente, permitirá atender à totalidade da população. Todos aqueles com algum problema mais complexo seriam devidamente encaminhados e teriam como usufruir dos exames e tratamentos sofisticados que pode lhes trazer benefício. Muito provavelmente a relação custo benefício seria significativamente melhorada, ainda pelo fato de possibilitar mais saúde e bem-estar a todas as pessoas.

Também parece claro que uma coisa importante a ser feita é prevenir doenças em geral, inclusive o câncer, e para isso temos de nos aprimorar, investir em estudos epidemiológicos para melhor entender as suas causas como, por exemplo: por que em situações aparentemente semelhantes, a maioria não adoece? Por que o nosso sistema imunológico permite que células modificadas contidas escapem ao controle e proliferem nos fazendo doentes? Para isso também se faz urgente conversar mais com os doentes a fim de deixá-los melhor e, com o aprimoramento de nosso conhecimento a respeito deles, além disso por meio de perguntas mais abrangentes, provavelmente teremos mais e melhores questões a estudar, o que resultará em pesquisas mais produtivas e melhores resultados para a manutenção e o restabelecimento da saúde.

Eysenck, em seu estudo realizado na Inglaterra, acompanhou clinicamente 2308 mulheres e 3108 homens durante 15 anos para poder chegar a alguma conclusão e, muito provavelmente, àquela época a população inglesa era muito menos variada do que atualmente, pois as migrações têm sido crescentes graças à procura do "mundo melhor".

Essa evolução provavelmente obrigará a um aumento das populações a serem estudadas para ter validade, pois são populações geneticamente diferentes e com culturas bastante distintas. Um acompanhamento populacional não só clínico, mas também laboratorial e que atualmente seria considerado o cientificamente correto, teria de incluir genomas, mutações, receptores, hormônios e todas as diferentes substâncias transmissoras, inclusive os neurotransmissores, enfim todos os agentes atuantes na integração de nosso organismo.

Poderíamos então ter a possibilidade de analisar, da maneira cientificamente aceita, quais seriam as relações e interações e obter mais conclusões a respeito. Este teria de ser um programa com duração prolongada, que requer uma equipe clínica e laboratorial e exige entrevistas cuidadosas e exames periódicos para avaliação do perfil completo e, consequentemente, teria um custo elevado. Isso sem falar que, considerando a época em que estamos vivendo, pessoas poderiam querer receber algum provento pela sua participação, como já está acontecendo nos estudos de pesquisa clínica. Além disso, o tempo requerido para se obter resultados estaria em desacordo com a urgência atual que os pesquisadores têm de publicar a fim de se mostrar produtivos.

"*In vitro*" e em animais de experimentação, isto é, em pesquisas de curta duração, se obtêm os resultados que permitem algumas ideias. O mesmo acontece nos estudos sobre estresse que são realizados com esportistas, assim como os que praticam esportes radicais, e profissionais que atuam em situação de risco, igualmente os astronautas. Entretanto, fica difícil generalizar esses resultados para a população em geral e para as situações emocionais, pois essas atividades são praticadas geralmente por pessoas com afinidade por elas ou realizadas em animais de outras espécies. Ao mesmo tempo não há como ignorar a ocorrência dessa resposta global, sistêmica, que inclui nossas emoções, sobretudo o estresse.

Entretanto, ocorre uma questão importante: qual o interesse que existe em avançar nesse tipo de estudo e melhorar a saúde? O que representaria isso para o produto interno bruto, PIB, que tem sido grandemente valorizado e no qual a chamada indústria da saúde tem participação significativa?

Em 1976 Ivan Illich escreveu *Medical Nemesis* questionando o sistema médico então existente. Este sistema permanece até hoje com poucas variações e às vezes para pior. Neste livro Ivan Illich também registrou a possibilidade de muitas coisas serem introduzidas na nossa vida diária com o objetivo de aumentar as doenças.

Em 1980, Ralph W. Moss, no seu livro *The Cancer Syndrome* comentou a respeito de pesquisa e indústria farmacêutica. Ele escreveu sobre como achados de interesse médico têm sido desprezados sem qualquer razão aparente e tenha havido estudos para que isso ocorra impedindo uma eventual validação. Ele também mostrou a ligação importante existente entre alguns pesquisadores, que são chefes de grupos de pesquisa, e a indústria farmacêutica que os convida para ocupar cargos de direção. Este autor sugere esse fator como um dos responsáveis pelos problemas que têm ocorrido na área de pesquisa clínica.

O professor Sheldon Krimsky, em 2003, em seu livro *Science in the Private Interest* questiona fortemente a ética, face à evidente existência de conflitos de interesses na relação entre pesquisadores e a indústria. Em 2004 a médica Marcia Angell em seu livro *The truth about drug companies* abordou o assunto de forma diferente. Ela fora durante 20 anos a editora chefe da renomada revista médica *The New England Journal of Medicine* e tinha a possibilidade de estar ao corrente das publicações na área de pesquisa clínica e de como, por que e para que eram realizados os trabalhos encaminhados à publicação. Estes significariam a produtividade de pesquisadores e a consequente obtenção de financiamentos das mais diversas procedências. Esta autora questiona fortemente os resultados de estudos comparativos para mostrar as vantagens de um novo produto sobre os já existentes e mostra situações em que o produto rotulado como de primeira geração tem melhor resultado do que aqueles de gerações posteriores, ao contrário daquilo que fora publicado, além de ter um preço muito menor. Um grupo de produtos que têm sido receitado de maneira ampla é o dos anti-inflamatórios, um dos exemplos citados pela Dra. Angell. Sabemos que o preço não tem necessariamente relação com a qualidade. Também sabemos, como a Dra. Angell bem escreve, que essas manobras têm relação com a existência dos processos de patentes. Estas têm duração definida e, assim, seus proprietários cuidam de criar "novas" drogas para poder obter novas patentes com o objetivo de neutralizar a existência dos medicamentos com patentes vencidas, muitos dos quais podem ser fabricados por outras empresas e produzidos como genéricos.

Outra situação que aparece com frequência é a retirada do processo de produção de medicamentos antigos que são ativos, bons e baratos, para impor a utilização de outros produtos, nem sempre tão bons e sempre muito mais caros.

Um dos inúmeros episódios que chamou minha atenção na década de 1990 foi quando a indústria farmacêutica procurou impor um tratamento para um determinado tipo de linfoma. Para isso numerosas publicações foram feitas com seus autores relatando resultados que seriam bons com esquemas de tratamento de 3ª geração, os quais utilizavam um maior número de drogas. Entre eles consta o ProMACE-CytaBOM (com oito drogas) que, como os demais esquemas desse tipo, é muito mais caro, além de apresentar maior toxicidade, com frequência obrigar internação, e sem obter um melhor resultado para a vida dos doentes. Esses tratamentos seriam para substituir o conjunto de drogas CHOP (com quatro drogas) que é atuante, menos tóxico, não necessita de internação e é muito mais barato. Demorou alguns anos para a comunidade médica ter a coragem de começar a publicar a respeito do resultado superior obtido com o CHOP em relação aos esquemas de gerações posteriores, como o supracitado, e reconhecê-lo como o tratamento "padrão ouro" (*gold standard*) para esse tipo de doença, fato esse farmacologicamente previsível.

Nessas situações pode-se perceber a influência da indústria farmacêutica na prática médica via diferentes mecanismos gerados, na sua grande maioria, pelo seu poder econômico, mas também pela limitação dos médicos em acessar criticamente as informações e, consequentemente, aceitar passivamente aquilo que a indústria farmacêutica oferece e promove.

Fica aparente que vivemos num mundo confuso e com prioridades discutíveis e que alguns estão chamando de distópico. A literatura de diferentes origens, como Jean-Claude Carrière relata em seu livro *O círculo dos mentirosos*, por intermédio da apresentação sumária de contos filosóficos do mundo inteiro, nos mostra que este não é um problema de hoje, mas ancestral e mundial: a preocupação em trabalhar só em benefício próprio na tentativa de levar vantagem de algum tipo, mais frequentemente pecuniária e de poder. É fato que esta não é a tradição de todos os povos, mas aparentemente ela é dependente dos princípios e valores vigentes. Quando são priorizados e estimulados os materialismos, capitalista, consumista, comunista, ou qualquer tipo de fanatismo dogmático, a ética fica de fato comprometida.

No início do século XV, em torno de 1421, a China ao fazer circunavegação descobriu o mundo, conheceu os diferentes continentes e territórios, deixou pessoas e sinais indicando sua presença, mas não tomou posse de nenhum lugar. Elaboraram mapas que foram divulgados no Ocidente, o que fez com que a rainha Isabel de Castela fornecesse navios a Colombo, que então começou a atravessar o Atlântico e tomou posse de terras na América. Esses mapas também permitiram que Portugal conseguisse o tratado de Tordesilhas. Conhecemos razoavelmente a evolução desses fatos. No entanto, com as mudanças que tem ocorrido e que incluem a globalização econômica, a China agora é um país que compra territórios nas mais diferentes regiões do planeta para poder explorá-los.

A valorização dos bens materiais como sinônimos de poder é ancestral e notável em impérios, bem como em religiões. Palácios, templos e túmulos nas diferentes regiões do mundo, algumas paupérrimas, são uma demonstração clara dessa ideia e de como ela não tem mudado com o tempo, pelo contrário, cada vez mais admiramos essas demonstrações de riqueza e nunca pensamos em como foram e continuam sendo adquiridas e construídas. É só lembrar quais são consideradas as maravilhas do mundo e tomar conhecimento da História. No último século esse tipo de cultura cresceu grandemente, com a "democratização" da possibilidade de enriquecer, porém sem que tenha sido criada uma filosofia de uma melhor distribuição da riqueza. Com a industrialização e as novas possibilidades de enriquecimento, apareceram novos meios de algumas pessoas ganharem poder econômico. Entretanto, foram mantidos os hábitos de utilização do trabalho alheio, inclusive o da escravatura.

A par disso aconteceu a evolução das atividades financeiras que se iniciaram há séculos com a agiotagem. Com o decorrer do tempo houve grandes mudanças no mercado financeiro que nos trouxeram ao atual patamar, o da economia eletrônica, pela qual o altíssimo fluxo de dinheiro existe como dígitos de computador e até apareceu uma nova "moeda", o bitcoin. Isso tem provocado, de acordo com alguns especialistas, mais riscos e incertezas.

No final do século passado, década de 1990, a situação da economia mundial chegou a uma condição crítica, com o comunismo falido e o capitalismo em um estado preocupante, como permanece até hoje. Questionava-se muito qual o caminho a ser seguido pela economia, pois os dois sistemas não estavam dando certo. Não se sabendo de nenhuma melhor alternativa, optou-se pela globalização e por um caminho ainda mais estreito, a terceira via, valorizando ainda mais a centralização do poder econômico e seu objetivo principal, o lucro. Foi quando apareceram as terceirizações, até de exércitos, agora atuando praticamente como empresas de segurança formadas por mercenários a fim de proteger os interesses dos grandes grupos empresariais multinacionais e sem ter de atender às convenções internacionais.

Esse processo atingiu também a "indústria da saúde" e está cada vez mais repercutindo no atendimento dos problemas de saúde das diferentes populações com a falta de atendimento de muitos, inclusive em "países ricos". Como deverão ser os convênios? Quem serão os que têm direito a ser atendidos? Como será a seleção dos que devem e não devem ser atendidos? Seria pelo poder aquisitivo? Pela idade? Onde irão ser feitas e quem serão as cobaias nas pesquisas clínicas?

A questão econômica atual é: como irá evoluir o capitalismo com suas diversas "indústrias", inclusive a da saúde? O economista Anthony Giddens considera que, com a globalização, está ocorrendo não uma aldeia global, mas uma pilhagem global e que, junto ao risco ecológico possibilitado pelo crescimento da ciência e da tecnologia objetivando o lucro, a desigualdade crescente é o maior problema da sociedade mundial.

Não existiria caminho diferente para a economia, da qual nos tornamos escravos? E para a saúde de todas as pessoas?

BUSCAR NOVOS CAMINHOS OU NOS ATER A DOGMAS?

Tudo indica que temos de procurar novos caminhos, inclusive para evitar as doenças em geral, entre as quais está o câncer. Não podemos depender exclusivamente da comprovação científica e de outros métodos de avaliação discutíveis, conforme tem sido preconizado, nem dos estritos interesses dos financiadores e ter uma prática médica que privilegia tratamentos das doenças e não a prevenção delas. Esta, atualmente, está subentendida nas visitas periódicas anuais a médicos e na realização de inúmeros exames de laboratório e de imagem, e até de genoma. Sabemos que existem múltiplos e variados interesses envolvidos para esse tipo de procedimento.

Temos de nos preocupar com o fato de sermos seres inteiros que reagem às diferentes agressões, cada um à sua maneira, fato que é de conhecimento ancestral que remonta a 500 a.C. e já então era relatado na China, no Egito e na Grécia, onde era citado inclusive por Hipócrates, "pai" da medicina ocidental. No início do século passado, Osler, o "pai" da medicina inglesa, também destacava esse fato. É milenarmente conhecido que a saúde do Ser está relacionada com seu bem-estar integral e isso consta na definição de Saúde da Organização Mundial da Saúde.

Após o século X d.C., no mundo ocidental, o conhecimento ficou atrelado à religião e seus dogmas. Foram séculos que os historiadores rotularam de obscurantismo. Descartes foi um dos iniciadores dos questionamentos e vários estudiosos foram perseguidos e até mortos por estudar, questionar e querer encontrar a verdade. Entretanto, a curiosidade permaneceu e se desenvolveu, pois as pessoas pensam, conforme dito por Descartes: *"je pense donc je suis"*. Experimentos eram feitos e obtinham-se resultados. Estes podiam variar e não poderiam ser considerados verdades. Então, se pretendeu encontrar uma verdade obtida pelo conhecimento. Com o conhecimento da matemática, se instituiu a estatística, com o objetivo de se ter uma verdade científica. Muitos têm discutido sua validade para a comprovação da verdade que, como refere Popper, e não só ele, exigiria o afastamento de todas as demais possibilidades, o que é algo praticamente inatingível. Além disso, é reconhecido o fato de que com algum conhecimento dos testes estatísticos e um bom uso dos programas desse teor existentes em quantidade na área da informática e que podem ser utilizados com facilidade, seria possível provar qualquer coisa como uma "verdade estatística". É uma questão de saber escolher o programa para obter o resultado desejado, e qualquer bom estatístico reconhece este fato.

Com base nesses novos dogmas, os da "verdade científica" ou "verdade estatística", a vida tem sido conduzida neste último século, criando fatos, cristalizando teorias, radicalizando e evitando críticas e revisões. Atualmente alguns dizem que a ciência é uma nova religião com seus dogmas e seus crentes. Diria que, se na Idade Média isso ocorria e se refletia inclusive nos processos da Inquisição que podiam levar à morte por diferentes meios, atualmente a situação guarda grande semelhança. Como exemplo, pode ser citado o pesquisador Dr. Peter Duesberg que, tendo como base não só suas pesquisas que eram plenamente aceitas pela comunidade científica, apresentou estudo onde questionou a teoria colocada em vigor sobre a causa da AIDS (SIDA). Seus estudos mostravam que o vírus poderia não ser o agente causal da doença, mas uma consequência de deficiência imunológica secundária a outros fatores. Outros pesquisadores também tinham mostrado a importância de outros fatores além do vírus e que envolviam os chamados "grupos de risco". Entretanto, a teoria "politicamente correta" fez com que o vírus se tornasse o agente causal da AIDS. Em decorrência disso, Duesberg foi penalizado pela "comunidade científica" e teve a publicação de seus trabalhos suspensa pelos periódicos de alto conceito, nos quais ele sempre publicara os resultados de seus estudos.

Na área da psiquiatria/psicologia, Eysenck, em várias publicações, tem questionado as práticas psiquiátricas existentes e recomenda uma revisão dos procedimentos terapêuticos, pois eles poderiam seguir outros rumos e obter melhores resultados fazendo com que pessoas possam superar melhor seus problemas e, com isso, viver melhor e, inclusive, prevenir doenças. É fato que na área da psiquiatria a linha seguida por Freud, Jung e outros tem predominado, muito embora no final do século passado, por ocasião do centenário de Freud, muitos autores tenham, mais uma vez, levantado questionamentos em relação às teorias por eles propostas, se elas seriam corretas e teriam melhorado o comportamento do mundo ou pelo contrário. Aparentemente existe a necessidade de rever os dogmas existentes que, entre muitos outros, descrevem o câncer como algo maligno de origem não determinada e que faz parte do destino e, portanto, teria de ser aceito, como foi descrito pelo psiquiatra Carl Gustav Jung. Também haveria a necessidade de acatar a ideia de que pessoas, que não sabem como superar seus problemas, possam, mais ou menos conscientemente, preferir morrer e, para isso, provavelmente via seu eixo hipotálamo-hipófise alterar seu organismo e também sua imunidade de modo a atingir seu objetivo. Se não considerarmos a existência, ou mesmo a possibilidade, de um evento poder ocorrer, como poderemos atuar a respeito? Por que dogmaticamente negar aquilo que a limitação de nosso conhecimento não está conseguindo explicar?

É fato que, graças à religião, à psiquiatria/psicologia e à legislação, fomos condicionados a pensar que querer morrer não é aceitável e seria absolutamente anormal. Face a isso, quem assim quiser raramente irá declarar, mesmo porque seus circunstantes poderão não aceitar a ideia, muito embora nem saibam os motivos da pessoa. A pessoa irá ser encaminhada a psiquiatra e, muito provavelmente, receberá alguma medicação para ficar menos infeliz, sem um maior diálogo a respeito que permita perceber o que está acontecendo e como superar o obstáculo. Aparentemente é mais fácil tratar situações que são produtos da imaginação, mas não é tão fácil tratar reações a situações objetivas que podem causar depressão.

Conforme se começou a pesquisar essa possibilidade de participação emocional na etiopatogenia de doenças, muitos têm sido contra, por pretender que isso iria colocar os doentes na posição de "culpados" por suas doenças. Parentes e amigos também não costumam aceitar esse fato. Como alguém com quem convivo pode estar infeliz e preferir morrer?

Ora, que pessoa pode ser culpada por não conseguir superar situações problemáticas, que para outros poderiam ter menor significado, e que só ela está sentindo como tal? Afinal, vivemos em contínuo aprendizado, começando na vida intrauterina, onde está incluído que não devemos nos matar, pois a vida nos foi dada para ser vivida e não é nosso direito encerrá-la. Pouco se ensina sobre como superar decepções, derrotas e perdas para poder viver e não só sobreviver. Também nos ensinam uma série de dogmas e teorias que gradativamente percebemos não serem válidos. Entretanto, não se ensina sobre nossas limitações e a existência de inúmeros caminhos que podem ser percorridos, nem sobre a possibilidade de mudar nossa maneira de perceber e valorizar os eventos para poder encontrar alternativas válidas e que nos façam mais felizes. Muitos, por alguma razão, se atêm à fábula sobre o sapo e o escorpião na qual é contado que o sapo ajudou o escorpião para atravessar um rio durante uma tempestade e, quando está a salvo, o escorpião dá uma ferroada e mata o sapo a pretexto de que essa seria sua natureza. Pretendem ser como são, tendo de ser aceitos como tal, sem ter de corrigir eventuais erros, pois seria sua natureza, tal e qual a lenda. Sabemos que a natureza tem sua importância, mas o meio ambiente e a vontade das pessoas são fundamentais e a importância do meio e a plasticidade dos seres estão cada vez mais sendo evidenciadas e valorizadas por pesquisadores da área de neurociências.

Atualmente existe a recusa em aceitar os dogmas religiosos. Entretanto, aparentemente os humanos têm necessidade de ter religiões e dogmas, coisas em que acreditar e nas quais possam se apoiar. Deste modo estão adotando a ciência e a tecnologia como religião com os dogmas por elas apresentados e que variam com o tempo e o interesse econômico, como fica evidente conforme observamos a história e as coisas que vêm ocorrendo. Essa atitude de estar em conformidade com o progresso tem sido rotulada de progressista e ela estaria atrelada a ser ateu, em relação às religiões tradicionais, muito embora as pessoas permaneçam com uma crença, para não rotular como religião, a da ciência e do progresso. Afinal, há que poder acreditar em alguma coisa.

MUNDO ATUAL E PRÁTICA DA MEDICINA II

Na época em que estava fazendo meu vestibular para Medicina um colega declarou que iria fazer Administração de Empresas. Perguntei por que, pois me parecia algo muito estrito. À minha pergunta ele respondeu que o administrador iria ser o patrão de todos: médicos, engenheiros, professores, advogados, etc. Então, não acreditei. Entretanto, atualmente, parece que é isso que está ocorrendo. Em todas as áreas existe um administrador para aumentar a produtividade e o lucro. Aparentemente não há uma distinção entre as áreas e principalmente quanto àquilo que podemos chamar de critério de produtividade. Só é evidente a preocupação econômica e com a busca de resultado lucrativo e imediato.

Indústrias, por exemplo, terão de produzir um maior número de itens aprovados por amostragem: carros, bicicletas, pasta de dente, comprimidos e inúmeros outros, que serão vendidos e representam lucro. Note-se que nestes quesitos, nem sempre essenciais, o comprador tem opções. Entretanto esse critério basicamente quantitativo será conveniente em todas as áreas?

Na educação o que importa é o número de diplomas concedidos ou a qualidade dos alunos formados e com uma atividade boa na sociedade em que vivem? O analfabetismo funcional seria vantagem para quem? Os "distribuidores de diplomas" não seriam os únicos beneficiários?

Na pesquisa seria o número de publicações feitas, e que alimenta inclusive a indústria editorial, ou a qualidade e o significado dos resultados que produziriam uma melhora na sociedade? Com essa política do publique ou pereça, existem inúmeras críticas publicadas por pesquisadores de alto nível relatando que o progresso na pesquisa tem sido mínimo. Este fato traz à lembrança o livro *O Planeta dos macacos*, de Pierre Boulle, escrito em 1963, descrevendo a prática naquela sociedade de macacos que fora copiada da dos humanos, reproduzir experimentos já realizados e assim exibir produtividade.

E na saúde? Doentes têm de ser atendidos em tempo curto, cerca de 10 minutos, e exames devem ser pedidos, pois o médico teria de atender um determinado número de doentes ao dia e o pedido de exames lhes daria maior segurança, ou haveria uma questão econômica subjacente? É o que acontece nos convênios públicos ou privados, pouca conversa e muitos pedidos de exames. Com o pretexto de uma maior exatidão, exames são pedidos em quantidade inclusive em consultórios e é isso que está sendo ensinado para que os futuros médicos estejam adequados ao mercado de trabalho. É isso que as pessoas procuram quando vão consultar um médico?

Existem relatos de que a grande maioria que vai à consulta tem mais a necessidade de consultar, ou melhor, de conversar, sem ter algum outro problema, seriam cerca de 90% dos casos. Também já foi publicado que cerca de 90% dos exames pedidos são normais. Por outro lado, existe a queixa muito frequente de pessoas que dizem ter sido mal-atendidas, muito embora tenha sido pedido um grande número de exames. Chama a atenção que jovens logo após ingressar na faculdade de medicina, assim como os que estão pretendendo entrar, declaram querer se tornar médicos para ser diferentes daqueles que os têm atendido. Também chama a atenção a evolução desses jovens no decorrer do curso médico e de suas especializações, conforme eles se adequam às práticas vigentes.

Fica patente que o método administrativo tem de ser diversificado e atender às necessidades de cada área. Principalmente eles têm de priorizar a qualidade, os resultados produzidos para a sociedade e não a quantidade que é facilmente mensurável e pode até repercutir significativamente no lucro imediato. Seguramente a qualidade irá ter reflexo no lucro, muito embora isso possa ocorrer só no longo prazo. É fato que quantificar é um processo muito mais simples do que qualificar, pois somente requer processos matemáticos e estatísticos, que seriam mais objetivos e podem ser adequados ao interesse de seus propositores, porém esse tipo de avaliação não parece estar dando melhores resultados.

Na educação o resultado da formação de qualidade só aparece posteriormente, quando as pessoas passam a utilizar, produzir e obter resultados de seu aprendizado. Na pesquisa acontece a mesma coisa. Há uma sucessão de perguntas antes de se conseguir uma resposta com um significado prático. Como já foi escrito por diferentes autores: alguém recebe um prêmio Nobel após anos de trabalho em uma linha de pesquisa com cerca de 20 publicações e não de 300 ou mais, como se requer atualmente para demonstração de produtividade.

Na saúde a formação de bons médicos acontece como em qualquer processo de educação. Eles devem ser formados para cuidar de pessoas e não para tecnocraticamente tratar de doenças. Com isso eles não irão temer atender as pessoas que os procuram sem estar amparados pelas estruturas bem atualizadas na tecnologia, como pode ser feito nos hospitais universitários das faculdades em que se formaram. Eles devem aprender a perceber e diagnosticar o problema daqueles que os procuram e ter a possibilidade de encaminhar aqueles que, em função de sua doença, precisem utilizar os meios mais sofisticados que se fizerem necessários. Eles podem fazer residência médica, que é um curso de pósgraduação de especialização em serviço, para se aprimorar e não necessariamente para se tornarem especialistas em alguma área. Os médicos terão de saber e poder conversar, tirar as histórias dos doentes e não só das doenças, fazer um bom exame físico e, assim, obter suas hipóteses diagnósticas e, se necessário, pedir exames e isso requer um tempo maior do que 10 minutos. Deste modo eles estarão cuidando de pessoas. Sua produção deve ser medida principalmente pela saúde da população atendida e não só pelo número de pessoas atendidas.

A mudança que está existindo na relação médico doente é tão significativa que atualmente se tem falado muito em como fazer uma "humanização da medicina", pois a medicina humana estaria "desumana" muito embora, mais provavelmente, ela esteja absolutamente de acordo com a espécie humana criadora da sociedade em que estamos vivendo, com suas prioridades eticamente discutíveis. Dificilmente a introdução de cursos com aulas da área humanística, tanto na graduação quanto na pós-graduação, irão surtir algum efeito se não for possível exercer a atividade médica cuidando do doente e não ficar limitados a estar "lutando contra" a doença. Como já pude ouvir de alunos: para que perder tempo com aulas teóricas de humanismo se na prática a coisa é diferente e nós adotamos como modelo aquilo que aprendemos na prática.

Pelo que podemos observar no método atual, a pretexto de segurança diagnóstica e até como atitude preventiva, são pedidos inúmeros exames e com isso se pretende minimizar a necessidade de uma conversa e de obter uma boa história do doente e realizar um exame físico acurado, o que tomaria mais do que 10 minutos. Fica pouco claro o quanto essa ausência de um maior contato verbal e físico poderia ser imputada ao comportamento atual das pessoas que pretendem que um contato tenha intenções sensoriais subjacentes. Sem dúvida alguma, insinuações desse tipo podem trazer problemas para o médico cuidador, ainda mais numa época em que existem pessoas que têm por objetivo tentar levar vantagem e obter algum lucro. Por outro lado, o médico cuidador que tenha criado um vínculo com o doente, como ocorria com os médicos da família, tem mínima possibilidade de correr esse risco. Caso perceba essa possibilidade, ele sempre poderá encaminhar esse doente para algum colega. Ao mesmo tempo a execução de exames laboratoriais e de imagem representa gasto para muitos e lucro para uns poucos e sua indicação tem de ser apropriada.

CAUSAS POSSÍVEIS DE CONFLITOS PESSOAIS

É complicado o fato de que muitas das coisas que nos ensinam na nossa infância percebemos, ainda antes da nossa segunda década, que não são verdades. É quando, por exemplo, aprendemos sobre a conveniência de mentir e isso nos é ensinado na prática pela nossa própria família, que ao mesmo tempo nos educa ensinando a não mentir. Provavelmente essa é uma motivação importante para a fase turbulenta e conflituosa que é a adolescência, muito embora ela habitualmente seja imputada tão somente às mudanças hormonais. Aparentemente esta fase está cada vez mais tumultuada com os adolescentes procurando cada vez mais o mundo externo, os amigos e a internet, e aumentando o conflito emocional. A crescente incidência de suicídios entre os jovens chama a atenção e sugere fortemente a necessidade urgente de se pesquisar e pensar melhor quais seriam suas causas.

Aprender a mentir e a enganar é aquilo que alguns doutrinam ser amadurecer, nos tornar adultos e deixar de ser crianças inocentes, sinceras e confiantes. É nessa evolução que aprendemos que não devemos confiar, com todas as consequências que então se sucedem. Também aprendemos sobre estereótipos e a necessidade de pertencer a grupos e atender às modas. Também nos é ensinado que não existe amizade, só interesses subentendidos e que devemos ser individualistas. Isso sem falar na valorização do discurso e não da ação.

Não nos ensinam que pessoas que convivem conosco têm necessidades que podem ser diferentes das nossas, pois têm sentimentos diversos e valorizam as coisas de maneira diferente. Aprendemos a não perguntar o que acontece, pois estaríamos sendo "invasivos" e não lembramos que o outro irá contar seus problemas, se assim quiser, e poderá sentir que existe alguém interessado e a fim de colaborar se fizermos perguntas. Este simples sentimento de ter alguém que se importa costuma ser significativo, podendo até ser um bom antidepressivo. Não conseguimos perceber que nossos próximos podem estar incrivelmente infelizes, apesar de esconder o fato, pois não percebem que somos amigos, estamos interessados e iremos procurar entender e, se possível, colaborar na solução mesmo que seja só ouvindo. Afinal, falar com alguém é até uma maneira que ajuda a pensar e repensar. Talvez não confiem, e pode ser que se calem para nos poupar, pois todos têm problemas. É fato que nós, muitas vezes, não nos conhecemos tão bem a ponto de poder diagnosticar nossa própria infelicidade e temos medo de confiar em alguém para conversar a respeito e colaborar na busca de novos caminhos.

É desse modo que durante a vida vamos aprendendo que basicamente somos sós. Como dizem muitos: nascemos e morremos sós.

Aparentemente, reconhecendo tudo isso, a maioria das religiões ensina que estamos neste mundo de passagem para sofrer e alcançar algo posteriormente e, portanto, devemos aceitar tudo o que ocorrer, pois o prêmio virá depois, numa outra vida. Já os gregos culpavam os deuses por os estar castigando e querendo sua destruição e por isso Prometeu teria ido procurá-los para tentar resolver o problema roubando o fogo que daria aos humanos o poder dos deuses. Até hoje se pretende que Deus seja o culpado pelos problemas que acontecem e que eles não ocorreriam se existisse um Deus.

Provavelmente todo esse aprendizado equivocado colabora para que, mundialmente, a população feminina de idosos seja significativamente maior que a masculina. Por muito tempo isso pode ser atribuído às guerras, agora não mais. Entretanto, faz parte de diversas culturas a diferente educação do homem e da mulher. Um homem teria de ser a pessoa forte, o guerreiro, que não chora, não demonstra fraqueza, o provedor e sexualmente ativo e mesmo agressivo. Por outro lado, as mulheres teriam de ser frágeis (apesar de sempre terem tido de trabalhar em todas as tarefas domésticas, que podem incluir criação de animais e lavoura e eventualmente até lutar), podendo chorar, até para exibir sua fragilidade, devendo ser mantidas, dependentes e sexualmente passivas. Esses estereótipos têm prevalecido e até sido utilizados por homens e mulheres para obtenção de seus objetivos, o que tem gerado inúmeros problemas.

É interessante que as mulheres são mais longevas que os homens apesar de sua pretensa fragilidade. Ao mesmo tempo, famosamente, as mulheres falam mais e são reconhecidas como cuidadoras. Mais recentemente, coincidindo com as mudanças de atividades, incluindo serem mais ativas sexualmente, as mulheres estão apresentando doenças que antes eram mais frequentes nos homens, mas ainda são mais longevas.

Tem sido relatado que a liberdade de chorar e exibir sentimento e fragilidade é saudável, libera endorfinas, do mesmo modo que as sensações de vitória e alegria. Provavelmente, quando os homens se permitirem mostrar sua fragilidade, exibir seus sentimentos, e não contiverem suas lágrimas, teremos os homens vivendo mais tranquilos e saudáveis e a população de idosos será mais equilibrada, não com uma predominância de mulheres. Essa ideia de homem forte e mulheres frágeis, com toda a plêiade de componentes dos respectivos estereótipos, é só um entre os múltiplos conceitos que aprendemos e que são, no mínimo, discutíveis e têm provocado consequências socialmente significativas. Homens e mulheres têm sua força e sua fragilidade e há que haver um equilíbrio entre essas qualidades. Ao mesmo tempo, quando essas qualidades forem aceitas em ambos os sexos, existirão menos diferenças e menos medos e, consequentemente, melhores relacionamentos e mais amor.

Aprendemos a ter medo das diferenças, a temer a tudo que não é nosso igual. Talvez seja até por isso que acontecem todos os preconceitos e a urgência de pertencer a grupos. Temos de estar na moda para tentar ser aceitos por parecermos iguais. Aprendemos que devemos nos adequar para ser benquistos pelo grupo e a aceitar critérios que nem sempre são os que gostaríamos. Apresentam-nos novos conceitos de bom e mau, de sucesso e derrota, muitos dos quais entram mesmo em conflito com aquilo que nos foi ensinado. Alguns até defendem que moral é uma questão relativa, assim como a ética. Isso sem falar no conflito entre gerações que, com as rápidas mudanças que o progresso tem trazido, é crescente.

Além disso, existem as necessidades do mercado de trabalho com suas variáveis e a competição pelos espaços, que em várias áreas tem diminuído produzindo uma agressividade crescente, o que tem aumentado os conflitos entre gerações. Há de ser lembrado que no passado, e em algumas culturas, o costume permanece, os mais velhos eram considerados experientes e sábios e, por isso, sempre ouvidos quando havia necessidade de uma opinião mais abalizada. Atualmente, com a moderna civilização e as necessidades de mercado de trabalho, surgiu o processo de aposentadoria e, como espaços em várias áreas têm diminuído, as pessoas mais velhas estão sendo tratadas como obsoletas, mal comparando com o que ocorre com aparelhos em geral que se tornam arcaicos e desprezados, até pelas necessidades de novas patentes, produção e lucro. Alguns autores sugerem que a opção que tem sido feita buscando os mais novos e menos experientes seja devida à sua menor capacidade crítica, mais fácil aderência às novidades, maior urgência em ascensão na carreira e, consequentemente, uma adesão mais fácil, menos problemática, às estruturas vigentes de poder.

Quantos na sua história de doença não contam a perda de uma posição no grupo social ou o fato de não a ter conseguido? Afinal, a posição social é algo muito importante na ideia que muitos têm aprendido sobre o que é sucesso, particularmente para aqueles que lutaram para conseguir esse tipo de sucesso. Quantos não aceitam viver porque "perderam" alguém que amam e que os fez se sentir amados? Quantos não se referem à perda de algo que é muito significativo para eles como o sucesso sexual ou a perda da beleza física? Quantos não conseguem superar o fato de terem mudado de fase da vida e de função no mundo, como ocorre com as mães que não têm mais os filhos para cuidar e aposentados que perdem sua atividade e precisam buscar uma nova?

Atualmente vivemos uma civilização na qual existe velocidade e excesso na divulgação de novos e variados conceitos de produtividade e sucesso. Isso tem feito com que pessoas procurem pragmaticamente as mais diversas alternativas para atingir esse objetivo. Caso não consigam atingir essa meta, elas podem se sentir infelizes, fracassadas e será ainda pior se tiverem ascendido alguns degraus e, por alguma razão, perderem o que conseguiram. Como ficam as emoções dessas pessoas com o sentimento de perda, que para alguns pode significar falência, e com a falta de percepção de um novo caminho? Como reagem aqueles que vivem em seu entorno? Como elas percebem as reações de seus circunstantes?

E aquela turma pela qual houve empenho em se fazer parte, irá permanecer? Como as pessoas reagem a uma eventual falta de respeito e apoio que muitas vezes ocorre quando há perda de uma posição de alguma eminência ou na situação econômica?

Aparentemente, conforme ocorre a perda de uma posição social e suas consequências, tal como se evidenciou em grupos de macacos, acontece uma alteração na imunidade. Estudos em humanos também mostram que ocorre uma alteração na imunidade e, consequentemente, na defesa contra doenças. Já acompanhei doente que, após uma situação de falência empresarial, apareceu com linfoma cutâneo e só queria saber o tempo que teria para poder acertar as coisas para a família e poder morrer. Podemos facilmente perceber pessoas que trabalharam intensamente por um objetivo e, conforme não obtenham sucesso, pouco após ficam doentes e frequentemente com algum tipo de câncer e muitas vezes com pouca ou mesmo nenhuma resposta aos tratamentos mais adequados e que apresentam alto percentual de resultados bem-sucedidos.

QUESTÕES QUE EXISTEM NA PRÁTICA ATUAL

Quando se observa o que está acontecendo fica aparente que o cientificismo moderno tem sua base nos avanços da tecnologia e tem sido motivado de maneira crescente pelo interesse econômico, na produção e obtenção de lucro, preferencialmente rápido, a pretexto de estar representando progresso no conhecimento e maior conforto. Nele estão incluídas as técnicas laboratoriais cada vez mais sofisticadas, abrangendo a indústria química e a farmacêutica, e consequentemente a indústria do petróleo, que permitem o estudo de moléculas e dos genes. Isso tem um custo notoriamente crescente e impagável para a população em geral, assim como para os estados.

Também na área de exames por imagens o progresso tem sido importante com exames como ultrassonografia, tomografia, ressonância magnética e outros mais avançados e específicos. Existem ainda os avanços nas técnicas cirúrgicas. Há de ser lembrado que muitos desses avanços são originados pelas urgências que acontecem nas guerras, que continuam existindo e deixando sequelas, e toda essa tecnologia sofisticada têm de ser paga pela generalização de seu uso. Talvez por esse motivo muitas vezes têm sido solicitados exames, que deveriam ter indicação específica, em substituição a exames clínicos. Não se pensa na possibilidade de existirem eventuais riscos que só o tempo irá mostrar, como aconteceu com as radiografias, cujos pedidos de exame passaram a ser mais controlados. Afinal, exames de imagens são realizados por aparelhos que utilizam uma forma de energia à qual a pessoa fica submetida por algum tempo e ainda não se sabe exatamente o efeito dessa energia sobre os organismos. Notavelmente as salas em que esses aparelhos estão instalados são construídas com cuidados especiais, assim como os técnicos que com eles trabalham têm de ter proteção específica e não podem ficar na sala durante os exames.

Real progresso na área da saúde só tem ocorrido quando a prioridade é a educação e o saneamento do meio ambiente e isso a história mostra cabalmente. A tecnologia, que muitos pretendem perfeita e acurada, tem sido utilizada para substituir a prática clínica de se conversar e examinar os doentes. Note-se que a tecnologia é importante em situações específicas tanto de diagnóstico quanto de tratamento das doenças. A conversa que contribui para conhecer, orientar e educar o doente tem ficado abandonada. Invocam-se inúmeras desculpas para isso, entre elas: poupar o médico de um maior contato emocional com seu doente; permitir ao médico uma maior produtividade atendendo a um maior número de doentes; diminuir as questões jurídicas em relação a queixas quanto ao diagnóstico e outros procedimentos e diria mesmo contra a queixa que está entrando na moda, uma eventual "tentativa de assédio" por realizar uma consulta conversando para obter uma boa história do doente e fazendo um acurado exame físico.

Pelo que se pode perceber nos múltiplos eventos de denúncias de "assédio", este muitas vezes é coisa subjetiva, motivada por atitudes que permitem as interpretações mais variadas. Ele pode de fato ocorrer, mas também pode ser uma consequência de alguma carência ou má interpretação da "vítima". Pode ainda haver a possibilidade de pessoas procurarem se fazer de vítimas para tentar levar vantagem fazendo a queixa. Essas desculpas começaram em meados do século passado e nota-se que, com o tempo, têm aparecido novas situações de litigio e questionamento judicial e fica difícil dizer se elas são consequência ou causa do tipo de atendimento existente e qual a relação com a civilização em que estamos vivendo. O fato é que entre as poucas profissões que não estão em fase de extinção está a dos advogados conforme estudo do grupo do MIT (Massachusetts Institute of Technology) no final do século passado. Há evidências de que a área jurídica está em franca expansão.

É fato que existem pessoas que se sentem bem atendidas mesmo que a pessoa que as atendeu tenha conversado rapidamente, examinado pouco, mas pedido inúmeros e sofisticados exames de laboratório e imagem e cobrado caro pela consulta. Já ouvi pessoas saindo de consultórios comentando que o médico era ótimo pois a consulta custara caro e outras festejando o progresso da medicina que não examinava mais alguém com uma gripe, mas pedia uma tomografia. Também já ouvi pessoas dizendo "este vinho é bom porque custou tanto", isto é, aparentemente é o que pessoas entendem como qualidade, o preço. Entretanto, por exemplo, recentemente assisti à reportagem sobre famoso concurso de vinhos e o melhor classificado como qualidade foi um de baixo custo . O comentário caracterizando a qualidade do atendimento até pode estar relacionado à sala de espera "magnífica, com bela decoração e quadros originais". Também pode impressionar o número de exames sofisticados pedidos, principalmente se algum "só for feito no exterior".

É inegável o progresso tecnológico na área de pesquisa, laboratório e imagem e, particularmente, na área cirúrgica e terapia intensiva. Indiscutivelmente as guerras têm contribuído importantemente para o progresso técnico nessas áreas. A incorporação de toda essa tecnologia para uso na sociedade civil tem sido mandatória a fim de que o investimento seja compensado e se torne lucrativo e isso tem sido evidente. Entretanto, essas práticas não têm contribuído para um melhor entendimento de pessoas e suas doenças e muitas vezes nem para um melhor atendimento. Eventualmente a evolução dessas práticas poderá vir a se reduzir aos doentes assinalarem respostas em um computador, serem colocados em um aparelho que colete material, faça imagens, defina um diagnóstico e uma terapêutica que poderá ser executada por outra máquina e isso está de acordo com a previsão de alguns. O grupo do MIT, no final do século passado previu: Médico -- carreira em fase de extinção.

A conversa com pessoas, seja com doentes ou com futuros médicos, permite dizer que não é isso que se deseja. Permanece a ideia de que deve existir um médico cuidador que dialoga e que isso seria médica e economicamente apropriado.

No final do século passado uma revista leiga dos EUA publicou que cerca de 90% das pessoas que procuraram médicos não tinham nenhuma doença orgânica. Pouco após a imprensa leiga brasileira publicou um percentual semelhante. Também pela imprensa foi relatado um levantamento feito em São Paulo no qual era mostrado que 90% de exames pedidos e pagos por alguém, pessoa ou convênio público ou privado, apresentaram resultados normais. Esses fatos sugerem que essas pessoas foram simplesmente procurar o médico porque precisavam de alguém, precisavam conversar, mas foram encaminhadas para exames e, eventualmente, no seu retorno para saber sobre os resultados que foram normais, ganharam alguma receita e quiçá mais exames, porque um dos anteriores teve resultado limítrofe. Não é incomum alguém, que conversou e foi ouvido, sair da consulta dizendo: "agora estou bem". Entretanto tem sido mais frequente ouvir alguém que saiu da consulta dizer: "nem olhou para mim e me mandou fazer este monte de exames". É fato que no tempo do "médico de família" a medicina era um "sacerdócio" e agora estamos num outro tempo e temos novos conceitos e prioridades. Talvez seja esse o problema. O médico também faz parte da sociedade e ele e sua família querem viver de acordo com as modas de seu grupo social. Afinal ele é alguém que despendeu tempo e esforço para poder atender a seu ofício.

Entretanto, esse tipo de prática, predominantemente tecnocrática e que alguns pretendem seja preventiva, não permite perceber muitas coisas que deveriam ser mais bem conhecidas e pesquisadas a fim de abrir novos caminhos que poderiam ser adotados de uma maneira "cientificamente correta" e aplicados tanto para a prevenção quanto para o tratamento e tendo um custo mais adequado. Afinal, doentes são pessoas com emoções e não robôs com a exatidão matemática e, portanto, exigem mais do que tecnologia, que pode ter bons resultados em relação a doenças, particularmente *in vitro*, mas não ter tão bons resultados em relação a doentes.

Esses fatos sugerem que estamos precisando de uma mudança na cultura vigente, que tem priorizado o materialismo consumista e criado parâmetros de sucesso muito discutíveis. Inclusive na área de saúde temos de fazer aprimoramentos, se quisermos ter melhores critérios para aferir atividades clínicas e de pesquisa e obter melhores resultados para a sociedade.

Qualidade é mais importante que quantidade e produz melhores consequências, tanto nos cuidados dados a pessoas quanto nos questionamentos feitos nas pesquisas. Poderemos então ter pessoas mais felizes e menos desperdício provocado pela necessidade de ter lucro e de publicar resultados que não acrescentam, frequentemente repetindo algum experimento e reiterando resultado anterior. Mais de um aluno dos cursos de graduação e de pós-graduação perguntou a respeito da validade dos inúmeros trabalhos feitos para concluir o mesmo resultado de vários outros, todos eles publicados e com cada autor citando ao outro, o que contribui na avaliação matemática do pesquisador, que além de publicar teria sua qualidade baseada pelo índice de citações. Isso mais uma vez lembra de Pierre Boulle em seu livro *O planeta dos macacos* e a civilização científica dos macacos fazendo como a dos humanos, isto é, copiando. Interessante que o livro foi levado ao cinema mais de uma vez e notavelmente transformado na maioria delas.

Precisaríamos saber avaliar a qualidade, sem temer o risco da subjetividade, e não tão somente quantidade que significaria uma exatidão matemática. Seria a maneira de se ter uma boa avaliação de produtividade visando ao lucro para a sociedade. Também precisaríamos ter uma noção melhor de custo e benefício, não só observando o aspecto econômico, mas também o benefício social, para saber melhor o que deve ser estimulado e, assim, poder encontrar novos caminhos a fim de obter melhores resultados para todos, não pensando somente no PIB que é produzido pela indústria da saúde, mas primordialmente na saúde das pessoas. Diria, com mínima possibilidade de estar errada, que uma população mais saudável irá acrescentar para o bem-estar da sociedade e provavelmente também ao PIB. Com este objetivo deveríamos voltar à realização de estudos epidemiológicos e à melhora do meio ambiente a fim de evitar doenças, em vez de investir principalmente em seu combate com todo o ônus social e econômico que isso acarreta. Não é demais repetir que a história deste último século mostra que a melhora na saúde e na qualidade de vida foi devida à medicina preventiva, com todas as iniciativas sanitárias para melhora do ambiente, e uma melhor educação. Também é importante repetir que medicina preventiva não se faz pedindo periodicamente inúmeros e custosos exames laboratoriais e de imagem para "saber que está saudável", é algo muito mais amplo que envolve educação e meio ambiente, inclusive o social.

Enquanto mudanças não ocorrem, pessoas têm individualmente procurado caminhos buscando tradições milenares e populares com o risco de às vezes não encontrar quem as pratique de maneira apropriada, mas se deparando tão somente com pessoas charlatãs nessas áreas. Todos sabem que estamos numa época em que, havendo procura de alguma coisa, muitos vão se apresentar como se fossem especialistas nesse assunto e as consequências disso também são conhecidas. Este comentário vale não só para a medicina complementar, mas também para a ortodoxa. A procura por especialidades na área da saúde também tem dependido de modismos e há quem se transfira de área para outra em função disso, executar uma atividade mais rentável e com um horário de trabalho mais tranquilo independentemente de ter a necessária proficiência na área.

A procura pelas práticas rotuladas como alternativas têm preocupado não só ao Dr. Tauber, que até descreveu em seu livro sua apreensão com a situação existente, mas à comunidade médica de diversos países, inclusive do Brasil. As condutas até agora tomadas em relação a essa procura são incipientes e algumas até discutíveis, pois sugerem tentativas corporativas de reserva de mercado e não iniciativas que poderão resultar num melhor atendimento a pessoas.

Existe literatura crescente, tanto em livros quanto em revistas especializadas, mostrando as qualidades das práticas que atualmente têm sido chamadas de complementares e não mais de medicina alternativa e são executadas por diferentes profissionais da área da saúde com competência para fazê-lo. No início deste século, começou um interesse por pesquisar o assunto, e houve estímulo de financiadores públicos nos EUA que observaram o crescimento da procura dos doentes por essa área e o consequente interesse das empresas de saúde em atender a essa população. Nessa época houve uma melhora na qualidade de vida e foi então sugerido que ela seria decorrente da procura pela medicina complementar. O interesse das seguradoras e convênios se deveu ao fato dessas atividades sendo reconhecidas permitirem que seus procedimentos fossem incluídos dentro de seus programas de atendimento. Provavelmente para isso também concorre o fato de que o custo das práticas alternativas, ou complementares, ser muito menor. Por esses motivos esses procedimentos deixaram de ser rotulados como alternativos e foram nomeados como complementares e se começou a incentivar a pesquisa. Entretanto, ainda não existe uma maior ênfase em pesquisar e validar cientificamente essas atividades, que têm um custo muito menor e seriam menos lucrativas para a indústria da saúde.

Por outro lado, a indústria tem mostrado interesse em aproveitar de diferentes maneiras os princípios de diversas práticas complementares. A indústria farmacêutica está preocupada com o assunto e tem procurado isolar e sintetizar substâncias que existem nos alimentos, do mesmo modo que sempre procurou os produtos ancestralmente utilizados para assim poder sintetizar: digitálicos, aspirinas, ciclosporinas, antibióticos, etc. Por outro lado, tem sido feitas recomendações para a não ingestão de alimentos que contenham agentes similares àqueles produzidos pela indústria como, por exemplo, os fitoestrógenos que são similares aos nossos hormônios estrógenos, a pretexto de evitar a superdose quando acrescentadas às medicações sintéticas como é o caso de reposição medicamentosa para mulheres na menopausa e assim poder manter a medicação de reposição. É interessante lembrar que medicação de reposição para mulheres só ficou importante há poucas décadas, coincidindo com as mudanças de hábitos alimentares, com menor ingestão de verduras, legumes e frutas.

Para atender aos benefícios produzidos pela energia eletromagnética que nós temos e é utilizada nas práticas de impostação de mãos, a indústria de eletroeletrônicos está criando aparelhos que produzem efeito similar. Aparelhos deste tipo, na baixa frequência de 50hz, já estão sendo utilizados na prática médica em diferentes áreas, inclusive na psiquiatria, apesar de ainda não haver um maior conhecimento a respeito do mecanismo de ação desse tipo de energia. Entretanto, alguns pretendem negar os benefícios da impostação de mãos, que tem sido utilizada há milênios pelos essênios e pelos orientais, a pretexto de não se conhecer o seu mecanismo de ação e serem práticas ligadas a crenças religiosas.

É fato que as pessoas que buscam as práticas alternativas o fazem também por estar procurando alguém que as ouça, o que atualmente os médicos ortodoxos em geral não estão fazendo de modo adequado. Diria que esta é uma das vantagens que têm apresentado os médicos que exercem homeopatia e acupuntura, recentemente reconhecidas como especialidades, eles ouvem os doentes e suas histórias e orientam os tratamentos que estes sentem precisar e no qual acreditam e encaminham para outros tratamentos quando necessário.

É importante pensar no que acontece quando pessoas doentes, fragilizadas, precisando de ajuda, não estão recebendo exatamente o que procuram, mas simplesmente tendo de aceitar o que encontram. Talvez por isso atualmente os doentes não sejam chamados de doentes, mas pacientes. Afinal, vivemos uma época em que predominam as relações de poder, e isso podemos observar nas mais diversas situações em que pessoas precisem de alguma coisa, dependam de algum serviço. Quem está doente e necessita de ajuda seria pessoa dependente e, como tal, deveria ter paciência, se submeter e aceitar qualquer coisa que lhe seja oferecida, ser paciente. É fato que, de modo geral, as pessoas estão vivendo de modo fatalista: é assim, nada há a ser feito. Está escrito! *Maktub!* (Lembrando o escritor Malba Tahan que eu lia quando criança)

Também é importante pensar no papel da tecnologia para um melhor atendimento de pessoas doentes e que temos de poder usá-la para todas as pessoas doentes e que dela precisem, sempre lembrando que são pessoas fragilizadas e que precisam de algo mais do que tecnologia. Doentes não precisam ter mais um sentimento negativo, o de não ter o direito a todos os avanços científicos e tecnológicos que poderiam ser úteis no tratamento de sua doença e que sabem existir graças aos modernos meios de comunicação e informação.

Entretanto, face aos vários aspectos que envolvem doença: a fragilização da pessoa, a eventual agressividade da doença e da terapêutica, todos os problemas que podem ser secundários ao tratamento, o custo envolvido no diagnóstico utilizando metodologia cada vez mais sofisticada e na terapêutica que é constantemente atualizada e com aumento crescente da despesa sem ter necessariamente o equivalente aumento do benefício para a saúde, fica evidente que ficar doente não é interessante nem para a pessoa nem para a sociedade e que será muito melhor prevenir que isso aconteça, inclusive quando se trata de doenças crônicas e cânceres.

POSSIBILIDADES PARA MELHORAR NOSSAS VIDAS E PREVENIR DOENÇAS

Seguramente a Educação é fundamental para tudo e primordial para a Saúde e tem de ser valorizada e aprimorada. Sabidamente começamos a aprender ainda no útero materno. Nosso aprendizado acontece no ambiente familiar e é acrescido nas nossas atividades escolares que devem nos ensinar sobre os diferentes aspectos do conhecimento, bem como da civilidade e da ética. Com isso estaremos adquirindo a capacidade crítica, que é essencial para saber o que é importante, como qualificar fatos e coisas e como conviver com o próximo. Também estaremos aprendendo a nos alimentar e a adquirir hábitos saudáveis. Consequentemente a medicina preventiva estará sendo exercida e valorizada e poderá atuar com maior eficiência no âmbito da sociedade, pois terá o envolvimento e a participação de todos.

Não é o fato de se ir para alguma consulta na qual são pedidos inúmeros exames cujos resultados, na grande maioria das vezes são normais, que nos deixará mais saudáveis. Algum resultado eventualmente pode estar alterado e deve ser bem interpretado. Notoriamente inúmeras situações inclusive emocionais podem resultar em alterações momentâneas o que poderá resultar em problemas pois, entre outras coisas, poderão ser prescritas medicações com possibilidades de produzir efeitos colaterais e originar uma "bola de neve" de exames e medicações.

Devem ser incentivados os estudos epidemiológicos, que mostram quais são os problemas que existem e quais as prioridades de pesquisa de importância para a saúde da sociedade em geral.

Não devemos ignorar nem execrar os conhecimentos ancestrais e os populares, mas estudá-los e aproveitar suas qualidades positivas, que trazem benefício para a saúde, sem nos ater exclusivamente à ortodoxia e ao uso de agentes sintéticos até para substituir alimentos saudáveis.

Existem maneiras pelas quais podemos melhorar nossas vidas utilizando esses conhecimentos que têm sido mostrados úteis na prevenção e no tratamento de várias doenças.

A importância do emocional sobre o sistema imunológico e o aparecimento de doenças está cada vez mais incontestável e podemos encontrar inúmeras possibilidades para melhor cuidar de nossas emoções.

É fato que existe quem defenda a solução química, medicamentosa, com as "drogas maravilhosas" criadas pela indústria farmacêutica para aliviar as pessoas de dores e ansiedades, deixá-las se sentindo bem. Já se conhece alguma coisa sobre as substâncias que atuam sobre as células do sistema nervoso, e em maior ou menor grau em todas as células de nosso organismo, diminuindo problemas como depressão. Elas, como qualquer agente medicamentoso, produzem problemas colaterais e às vezes até não nos apercebemos deles, mas outras vezes temos de buscar atendimento médico e, se não houver uma boa informação, poderá ser indicada mais uma medicação, com a chance de aparecerem mais problemas.

O médico neurocientista Antonio R. Damasio ressalta que a solução química, medicamentosa, não é exatamente adequada, pois apresenta problemas importantes: o efeito dessas drogas no longo prazo não é conhecido; as consequências de uma ingestão de drogas de maneira generalizada pela sociedade também é um mistério e, o que é mais importante, se o sofrimento individual e social não supera as causas do conflito individual e social, essa medida não irá funcionar por muito tempo. Ela estará tratando os sintomas, mas não a causa do problema.

A Educação poderá produzir uma formação e competência crítica que permitirá que nos cuidemos melhor nos aspectos que envolvem nossa saúde, como o cuidado com nossa alimentação e com o ambiente físico e social em que vivemos e, principalmente, com nossa capacidade para solucionar os diferentes tipos de problemas que soem acontecer. Ela provavelmente irá também permitir a diminuição de nossos medos, e até poderemos perceber a pouca importância das diferenças e a insignificância de nossos preconceitos. Iremos perceber que eles geralmente são criados por atavismos, dogmas, hábitos, medo, preguiça, entre outros mecanismos.

Podemos começar a ser mais sinceros e amigos e consequentemente mais confiantes, se abandonarmos a teoria vigente da "mentira simpática, agradável", pretensamente construtiva, que sempre é acompanhada pela pretensa verdade, que é dita pelas costas. Podemos ser aquilo que Lévinas caracteriza como éticos ao respeitar e amar nossos próximos. Compreender, colaborar e criticar são componentes do respeito e da amizade e ajudam as pessoas a se reavaliar e, eventualmente, a procurar um caminho melhor. Com isso poderemos nos permitir liberar nossos sentimentos, inclusive compartilhando os de alegria e de tristeza, podendo sorrir e chorar. Poderemos ter amigos, independentemente do sexo e outras diferenças.

Devemos ampliar nossa visão do mundo por meio da leitura e de uma apreciação crítica dos eventos e não ficar restritos a informações centralizadas, conforme Ray Bradbury escreve no seu livro *Fahrenheit 451*, então se referindo à televisão.

Atualmente essa centralização envolve também as redes sociais da internet, e carrega o risco de radicalizações com base em ideias equivocadas. Esse fato está ocorrendo de forma crescente e produzindo radicalismos, fanatismos e animosidades, sem falar nas notícias falsas que têm sido produzidas para alimentar esses problemas e favorecer interesses discutíveis.

Expandir o espectro das nossas informações nos permitirá ter novas ideias sobre a vida e o mundo, principalmente se buscarmos autores e fontes de diferentes épocas e origens. Os hábitos têm mudado com o tempo e variam com as diferentes culturas e ainda não existe uma globalização da cultura. A literatura tem evidenciado isso, assim como o aumento dos problemas existentes pelo mundo afora e que afetam a todos. Essa visão possibilitará uma análise crítica de tudo aquilo que nos é apresentado como "verdade" e até uma melhor compreensão e apreciação do outro, tendo como consequência uma significativa redução de nossos medos. Iremos ter uma maior possibilidade de escolhas e a percepção de que não estamos sós nos nossos questionamentos, muito pelo contrário.

Proliferam as teorias sobre alimentação para ter saúde e é notável como elas se contradizem e variam de época para época. Chamou a atenção, no final do século passado, o achado de que as populações mediterrâneas, que ingeriam uma série de alimentos condenados por nutricionistas americanos, viviam de maneira mais saudável, com menos doenças e maior longevidade, apesar de se alimentarem com coisas "condenadas", rotuladas como perigosas e que deveriam ser evitadas.

Atualmente a tendência é adotar o tipo de alimentação mediterrânea que fora anteriormente condenada. O fato é que, nas várias teorias mais recentes, existe o constante reconhecimento de que frutas, verduras, legumes, grãos, cogumelos e outros produtos da natureza, bem como carnes de peixes, aves, ovos e animais de corte, são importantes para nossa saúde, pois contêm inúmeras substâncias essenciais para a manutenção do nosso organismo no seu todo e para a prevenção de doenças. Isso sem falar que, pela nossa constituição, considerando nossa arcada dentária, somos onívoros e, principalmente, que não devemos comer mais do que precisamos, assim como acontece naturalmente com os animais das diversas espécies. É fato que animais domésticos, muitas vezes submetidos aos nossos hábitos, estão também apresentando nossos problemas de má nutrição e obesidade. Como já alguém disse *"os humanos são superiores porque comem, bebem e fazem sexo mais do que precisam"* e não me parece que esse seja um sinal de superioridade.

Existe uma urgência da indústria em caracterizar as substâncias que existem na natureza e são úteis a fim de que elas sejam sintetizadas como "medicamentos", que basicamente são produzidos a partir dos derivados do petróleo. Não existem estudos pelos quais sejam avaliadas as várias substâncias contidas nas frutas, verduras e legumes e como elas atuam. Também não existem estudos comparando a substância X isolada com o seu produtor original que permitam dizer que a substância X isolada é superior à mistura de substâncias que existem no seu produtor original. Pelo contrário, há evidências de que a mistura original é superior ao sintético isolado. Por outro lado, existe quem defenda o uso de medicamentos, em vez de frutas e verduras, para evitar a existência de sobredosagem, o que obviamente atesta a validade das frutas e verduras para a manutenção da saúde.

Os alimentos não são uma questão de gastronomia, como alguns pretendem quando defendem os produtos sintéticos da indústria farmacêutica, eles são uma questão de nutrição e de saúde. É fato que existem aqueles que preferem comprimidos para evitar sabores e odores que lhes desagradam, com a pretensão de que a alimentação seja tão somente um ato social, gastronômico e estético. Note-se que os elementos naturais, biológicos, são facilmente metabolizados o que não ocorre com os produtos sintéticos produzidos a partir de derivados do petróleo, que se acumulam no organismo e atualmente estão fazendo parte da alimentação sob diferentes formas. Eles estão sendo utilizados para criar aromas e sabores e induzindo a ingestão de diferentes substratos, como a soja, com os sabores químicos os mais variados, entre os quais carnes, além dos mais diferentes sucos. Há de ser lembrado que a soja é rica em fitoestrógenos e não sabemos ainda quais as eventuais consequências de uma ingestão excessiva e continuada desse grão.

Note-se também que, mesmo sendo facilmente metabolizados, os produtos naturais quando ingeridos em excesso poderão causar um efeito oposto ao desejado. Consequentemente, há que se fazer uma alimentação equilibrada. Esse é um dos riscos atuais, pois com todas as informações que são recebidas pela internet e utilizadas sem a devida crítica, este risco existe. Por exemplo, há quem se exceda no consumo de tomate, porque leu que seria útil na defesa contra o câncer de próstata e ainda acrescente ao tomate a ingestão de suco de melancia ou salada com essa fruta ou outras frutas que também contém licopeno, a substância que seria útil para a prevenção e auxiliar para o tratamento desse tumor. Esse tipo de conduta, movida pela ansiedade e com a pretensão de que seria bom, pode causar o efeito oposto. Com o conhecimento das qualidades do tomate, que contém licopeno e seria útil para prevenir e mesmo tratar tumor de próstata, várias teorias têm sido criadas sobre sua atividade biológica dependendo dos interesses do mercado. Comprovadamente o licopeno é biologicamente ativo também nos alimentos prontos, conservados, contendo tomate, mas isso não ocorre só com os produtos industrializados conforme, mais recentemente, alguns pretenderam. O mais importante é que o excesso de ingestão de qualquer alimento poderá ser nocivo e até ter o efeito oposto ao que é desejado. Isto é, o excesso assim como carência não é saudável.

Vale a pena lembrar que um dos problemas atuais de saúde é a má nutrição. Existe o problema da subnutrição que incrivelmente parece ser insolúvel, pois suas causas parecem estar aumentando. Nos países desenvolvidos há o problema crescente da alimentação inadequada qualitativa e quantitativamente pela falta de hábitos saudáveis. A julgar pelas atuais populações chamadas desenvolvidas a questão principal envolve a qualidade dos alimentos ingeridos e a ingestão excessiva. Isso pode ser até uma questão de hábitos familiares, levando à obesidade com uma multiplicidade de consequências para a saúde. Atualmente, com a valorização generalizada da questão estética, a obesidade está sendo vista principalmente sob esse aspecto e até causando problemas sociais, de assédio moral, e produzindo inúmeras dietas não necessariamente saudáveis e, de modo geral, com resultados temporários.

Como fator causal de obesidade não pode ser esquecido o condicionamento que é feito pelas empresas para atingir principalmente as crianças e fazer com que elas desejem e adiram à comida rápida, *"fast food"* (chamada por americanos de comida lixo, *"junk food"*), e aos refrigerantes, fazendo disso um hábito alimentar. Também é importante toda a promoção feita para as bebidas alcoólicas, particularmente a cerveja, que tem sido divulgada com a imagem de que para as pessoas se sentirem bem, e pertencentes ao grupo, devem ingeri-la. Passam até a impressão de que pessoas devam se hidratar bebendo cerveja e não a substância essencial para a nossa saúde que é a água. Muitos até esquecem a importância da ingestão de água para a manutenção do nosso organismo. É fato que a obesidade pode estar associada a outro mecanismo, a pouca atividade física que cada vez mais atinge a população, inclusive às crianças.

Não pode ser esquecida a ansiedade que faz com que pessoas tentem suprir suas carências ingerindo grande quantidade de coisas que as satisfazem. Temos até a associação de doce com coisas boas. É frequente ouvir "comer e beber são das poucas coisas boas da vida", acrescido com o "de amargo chega a vida".

Proliferam os livros de autoajuda. Há aqueles cujos autores apregoam que a pessoa deve aceitar ser como é, sem culpa e sem pensar em mudar, pois seria sua natureza. Outros direcionam suas ideias para a obtenção de sucesso social e profissional, e há aqueles que apresentam receitas para a pessoa se enquadrar melhor dentro do grupo social de seu interesse. De modo geral é uma ação no estilo que muitos americanos rotulam seus psiquiatras: *"shrinks"*.

A psiquiatra Eileen Walkenstein descreve isso em seu livro *Bitolando pela psiquiatria*, e obviamente essa imagem não vale só para a psiquiatria. Em seu livro, ela lembra a lenda grega de Procusto:

> *"Conta uma lenda antiga, que um homem rico e poderoso, obsequioso e cortês, gostava de convidar estranhos para seu palácio, onde propiciava vinhos e iguarias as mais requintadas e oferecia-lhes um leito suntuoso para descanso. O único problema que se apresentava para o convidado era que ele tinha de encaixar-se perfeitamente no leito. Se houvesse a menor discrepância entre o tamanho do convidado e o leito, suas pernas eram cortadas ou esticadas até que ele se ajustasse às proporções devidas e nesse processo o incauto quase sempre acabava por morrer. Somente aqueles raros convidados cujas proporções coincidiam com as da cama tinham suas vidas poupadas e alcançavam a velhice".*

Muito se fala ou escreve a respeito de as pessoas se adequarem à sociedade em que vivem, entretanto, pouco é dito ou escrito sobre o fato de sermos os formadores dessa sociedade. Também não se fala na importância de se estar bem no convívio com o mundo, sem ter que se adequar a hábitos não desejados ou no fato de que a liberdade de cada um vai até onde começa a liberdade do outro. Obviamente existem as leis para legislar a sociedade e elas devem ser obedecidas, entretanto, somos nós que as criamos e, portanto, devemos ter também o poder para as mudar quando se fizer necessário, e isso tem sido feito em diferentes épocas e nos mais diversos países. Para poder fazê-lo de maneira ética temos de sentir, pensar, ser críticos, e assim poder fazer escolhas a fim de mudar as coisas, viver melhor e estar saudáveis. Não há por que se acomodar, atribuindo a responsabilidade para terceiros ou simplesmente acatar de uma maneira fatalista, *Maktub!* Estava escrito!

Também pouco se fala e se escreve sobre a importância de se permitir rir ou chorar, de acordo com o sentimento do momento e sobre a importância de não se obrigar a atender a estereótipos e temer rótulos, que são criação da espécie humana e variam com a época e os interesses vigentes que são definidos por alguns poucos. Muito pelo contrário, o discurso em geral é a favor da obediência aos estereótipos e às modas que mudam com frequência e promovem que se esteja sempre adquirindo algo de última geração para estar conforme com o grupo e com o objetivo evidente de aumentar o consumo e o lucro de seus promotores. É a alimentação da urgência do ter colaborando para gerar o problema secundário da violência dos mais variados tipos, pois se cria a necessidade de ter e existem aqueles que irão querer atendê-la, não importa como.

Acompanhando as matérias publicadas pela imprensa, relacionadas aos trabalhos de estudiosos da área, podemos perceber que a violência secundária a guerras tem diminuído, entretanto aquela associada ao comportamento em relação ao outro tem aumentado. Aparentemente, na atualidade as pessoas estão dando pouco valor à vida alheia e à própria vida, particularmente os jovens, faixa etária em que a violência tem mais crescido.

Assinala-se a importância da atividade física. Com o conforto propiciado pelo progresso, que celebramos por colaborar com a nossa preguiça, a atividade física das pessoas tem sido bastante reduzida. Até as brincadeiras de crianças requerem pouco movimento, predominam as atividades com um computador. Dirão alguns que este seria um problema secundário a se morar em cidades com todos os seus riscos, em que os parentes preferem manter as crianças dentro de casa enquanto atendem às suas próprias atividades. Uma atividade diária maior com menor utilização de controle remoto, menos andar de carro, porém fazendo caminhadas, praticando esportes por prazer é importante.

A criação das academias para a prática de exercício físico é discutível, apesar de muitos pretenderem que ela motivaria uma prática disciplinada e seria essencial. Muitos só estão preocupados com os resultados estéticos e até utilizam agentes químicos para fazer uma maior modelagem corporal, sem qualquer preocupação com os efeitos colaterais imediatos, nem com os tardios. A atividade física do esporte deverá ser um tempo de relaxamento e lazer, sem ter a obrigação, que a transformará em um castigo e tendo em vista a saúde e não só a aparência para atender à moda. Há que se ter uma atividade melhor do que usufruir do conforto da vida moderna, estar conforme com a moda e mostrar poder aquisitivo. Os controles remotos com suas diferentes frequências de onda são usados para os mais diferentes aparelhos a fim de atender à nossa comodidade, e sequer queremos saber de seus eventuais riscos, que só o futuro irá esclarecer melhor. Esses aparelhos funcionam emitindo ondas de energia e ainda não sabemos como elas interferem na nossa energia.

A atividade física, fazendo-se uma pausa e até permitindo um tempo de meditação, é importante para nosso estado emocional, nossa imunidade e nosso organismo no seu todo. Isso sem falar nas inúmeras atividades, inclusive domésticas, que foram abandonadas em função de serem inadequadas para nossa posição social, mas que permitem que façamos pausas, com simultânea meditação, se nos concentrarmos no momento que estamos vivendo e na atividade que estamos executando. É fato que historicamente a nobreza não trabalhava, só usufruía, e trabalhar era considerada uma atividade inferior e, aparentemente, nós ainda não conseguimos nos libertar dessa tradição. Até aceitamos trabalhar, mas em atividades não "braçais", mas "intelectuais",

Ancestralmente existem as práticas religiosas de meditação pelas quais as pessoas procuram seu equilíbrio e a paz. Elas são praticadas no Oriente e no Ocidente, nas diferentes religiões e grupos sociais. Mais recentemente, por razões não explicadas, pois consta que Cristo e Buda fizeram caminhos semelhantes, tem sido mais valorizada a prática de meditação oriental, a do budismo tibetano. Essa prática tem dado origem à bibliografia interessante como o livro *Zen and the brain*, escrito pelo médico James H. Austin. Nele há a forte sugestão de que a meditação é importante para a atividade do sistema nervoso e do eixo hipotálamo-hipofisário. Há que ser lembrado que, muito embora o budismo hindu esteja sendo usado como fonte de renda significativa para esse país, ele é saudável quando praticado com seriedade. A prática budista é a que tem sido mais estudada, o que não significa que as demais práticas de meditação tenham ação diferente.

Paralelamente têm sido apresentados vários estudos relacionados à importância da fé, isto é, de acreditar, o que talvez possa ser biologicamente explicado pelo fenômeno de condicionamento.

A meditação existe nas diferentes religiões e é aconselhada a fim de as pessoas se encontrarem e se apaziguarem. O isolamento para meditar, e assim buscar por se espiritualizar e ficar melhor, faz parte desse processo.

De acordo com o Thich Nhat Hahn, monge budista vietnamita, uma prática similar à meditação é quando vivemos cada momento, respirando e atentos estritamente àquilo que estamos fazendo, não importa qual seja a atividade, pode ser a mais simples tarefa doméstica, o sentir a natureza, conversar com alguém, brincar com uma criança, caminhar, ou qualquer outra.

Guardando alguma semelhança com a meditação, para fazer uma vida melhor temos a música. A harmonia permite uma abstração e, ao mesmo tempo, o som tem uma frequência, isto é, energia. Não se sabe exatamente como ela atuaria sobre a frequência das moléculas e células e, consequentemente, sobre os organismos. Há relatos sobre uma reação positiva das plantas e dos animais de diversas espécies ao som de música harmônica. Tem sido mostrada a importâncias de músicas como as de A. Vivaldi, J. S. Bach, L. Mozart, A. Salieri, W.A. Mozart, Debussy, Kitaro, entre muitos outros compositores, em inúmeras situações da vida e da atividade dos seres, para o tratamento de doenças em humanos, bem como para a criação de animais e cultivo de plantas.

Existem inúmeros relatos sobre os benefícios da música para doentes em unidades de terapia intensiva. Ela também tem sido utilizada para acompanhar meditação. Lembramos que nos métodos meditativos, entre muitas outras, existem as músicas de JS Bach, Pachelbel, os cânticos gregorianos, os mantras cantados pelos budistas. Em quase todas as práticas religiosas a música é participante. Isso sem falar nas diversas músicas populares ancestrais, que passaram a ser rotuladas como folclóricas, que eram tocadas e cantadas celebrando diferentes eventos; havia também aquelas que eram usadas como terapêutica, como é o caso da tarantela e muitas outras músicas, inclusive indígenas e chinesas. Don Campbell em seu livro *The Mozart Effect* relatou que o Dr. Alfred Tomatis trata com sucesso doentes autistas fazendo-os ouvir músicas de Mozart.

Nesse livro ele também escreve sobre inúmeras outras situações em que a música é saudável. A onda sonora com sua frequência deve ter alguma ação sobre as células do mesmo modo que a energia eletromagnética. Fazer pausas para ouvir música, tocar ou cantar, seguramente será eficaz para podermos viver melhor. Não precisamos procurar espaços especiais para fazer isso, precisamos simplesmente ouvir e sentir a música, não só como "música ambiente".

Os chineses gostam de lembrar que a música começa na natureza. Como bem relata o compositor e maestro Tan Dun, os instrumentos musicais foram sendo feitos para produzir os sons como acontece de diferentes maneiras pela ação do vento e da água, e que os humanos começaram a criar utilizando sopros, percussão e cordas, e foram gradativamente transformando, provavelmente para facilitar a execução de diferentes músicas e poder apresentá-las mais facilmente aos financiadores que existiram em todas as épocas. Qual o som mais tranquilo que o da água? Por que, quando queremos tornar um local agradável, colocamos uma fonte com água correndo? O marulhar das ondas, o som dos córregos e o das cachoeiras? E o som da brisa tocando nas folhas das árvores? É uma questão de saber ouvir e sentir. Isso sem falar nos sons dos pássaros e nos emitidos por todas as espécies, que entre si se comunicam, muito embora nós não possamos ouvir nem entender, mas eles conseguem e se entendem. Provavelmente é uma questão de energia com frequência perceptível por cada espécie e o fato de nós humanos não termos competência para captar não torna o evento inexistente.

Outro meio de melhorar nossa vida, e que tem origem há mais de 2500 anos com os essênios e orientais, chineses e japoneses, é através da transmissão da nossa energia. A forma que os seres emitem tem uma frequência estimada como sendo de 50hz, que seria rotulada como eletromagnética. Ela tem sido utilizada pelas diferentes práticas de impostação de mãos que seriam, inclusive, as responsáveis por "milagres". Atualmente esse procedimento tem recebido diferentes nomes dependendo do grupo que o pratica. Essa energia pode ser passada pelo toque, pelo abraço e pelo estar junto, ter atitudes amigas. Há relatos de resultados benéficos usando esse tipo de terapêutica em situações específicas. Esse efeito tem sido demonstrado de diferentes maneiras, inclusive utilizando-se experimentos com a água.

Se lembrarmos que as moléculas de água constituem cerca de 80% dos seres vivos, podemos imaginar que fenômenos que acontecem com a água também irão ocorrer nos seres por ela constituídos. Além disso, provavelmente, eles não incidem somente com as moléculas de água, mas sobre todas as demais que constituem os organismos, pois as moléculas são constituídas por partículas que se atraem de alguma forma.

O Sr. Masaru Emoto, um pesquisador não acadêmico, observando o congelamento da água sob a ação de agentes distintos, registrou que diferentes qualidades de energia, provavelmente com diferentes frequências, afetam a formação dos cristais de água, sendo que algumas, que ele chamou de boas energias, fazem a água se cristalizar como octaedros. Por exemplo, o som das músicas de J.S. Bach, Beethoven, Vivaldi e de palavras boas produzem este efeito. Por outro lado, situações e palavras desagradáveis, levam a água a se cristalizar de maneira desorganizada, disforme.

Provavelmente os organismos também são afetados, tanto pela ação sobre as moléculas de água quanto pela atuação sobre as demais moléculas que os constituem. Não precisamos estar comprando água octaédrica para ingerir diariamente, como recentemente li promoção a respeito. Podemos simplesmente cuidar de nós mesmos e de nossos próximos com amor, criar situações agradáveis, e nossa água será octaédrica. Esse efeito irá ocorrer com todas as nossas moléculas e agir sobre todo nosso organismo.

Podemos transmitir aos outros de diferentes maneiras a energia eletromagnética em nós existente, como podemos transmitir à água que ingerimos e oferecemos aos outros com resultados positivos, pois ela terá moléculas octaédricas.

Pudemos observar em laboratório, em trabalho realizado como dissertação de mestrado de um aluno, o efeito da energia emitida pela impostação de mãos sobre camundongos. Estes animais tiveram uma melhora significativa na função imunológica e de coagulação quando comparados àqueles que não receberam esse tratamento. Posteriormente também observamos, no trabalho de encerramento de curso de uma aluna, que a água tratada com energia de impostação de mãos tem um efeito positivo significativo no processo de cicatrização em camundongos, quando estes a ingerem em sua dieta. Estes fatos sugerem que as terapias de impostação de mãos, que são ancestrais, têm uma explicação física e científica. Também fica aparente que abraços, e outros gestos de amor no seu sentido amplo, que envolvem uma troca de energia, têm uma ação positiva por efeito similar.

Entretanto, conforme Emoto mostrou com seus cristais de água disformes obtidos em circunstâncias desagradáveis, adversas, essa ação também poderá ser negativa. Esse fato está conforme com o que acontece com os seres: se estiverem bem, positivos, estarão saudáveis, caso contrário, se estiverem negativos poderão ficar doentes. Obviamente, assim como podemos transmitir aos outros nossa energia boa, também podemos afetar os outros com energia má.

Se perguntarmos aos físicos sobre o que é energia, nós iremos ouvir a resposta "cientificamente correta": é a capacidade de produzir trabalho. Também é notável que se nós perguntarmos sobre os diferentes rótulos que a energia recebe: magnética, elétrica, etc., etc., etc. e se elas poderiam eventualmente interagir, interferir uma com a outra, ou mesmo se transformar, iremos ficar sem resposta, pois o conhecimento existente nessa área, como em todas as áreas, é bastante restrito.

A energia é algo importante para todos os organismos, inclusive o nosso. Sabemos pouco sobre energia, como ela atua e como interfere com nossos átomos e moléculas. Também pouco sabemos como as diferentes formas interagem e atuam sobre os organismos e sobre a nossa energia, mas há muitas e fortes evidências que nos obrigam a não ignorar que isso ocorre. Esta questão está começando a alimentar a curiosidade de pesquisadores em face da importância que têm adquirido as diferentes formas de energia em nosso meio ambiente e a possibilidade de elas causarem doenças, mas também de serem utilizadas como terapêutica. Cabe aprendermos a melhor utilizar a energia natural que nós temos e não só a produzida por aparelhos.

Essa situação evidencia claramente a importância de associarmos as diferentes áreas de conhecimento para poder melhor entender o todo, sem nos ater a dogmas de quaisquer tipos e sem pretender negar aquilo que não conseguimos ainda explicar. Vivemos numa época de superespecialização em aspectos restritos e estamos perdendo a noção do todo. Será interessante conversar mais para poder somar e fazer uma sinergia entre esses saberes, para poder perceber melhor a nós mesmos e o mundo em que vivemos.

PENSANDO NO MUNDO EM QUE ESTAMOS VIVENDO

Não há como dizer que o mundo é bom ou mau, muito embora há milênios a maioria das crenças reze que estamos neste mundo nos preparando para um mundo melhor. Discutir as qualidades positivas e negativas do progresso, que muitos dizem ser essencial para a economia e o bem-estar da humanidade seria o motivo de um compêndio, para não dizer de uma enciclopédia.

Ainda mais complicado é discutir o nosso conhecimento, que é bastante restrito, não obstante tenhamos a pretensão de estar dominando o mundo e a vida. Permanece o fato: quanto mais aprendemos, mais sabemos o quanto não conhecemos. Aparentemente nos dias atuais se pretende que o bem-estar seja dependente da economia e particularmente da riqueza. Entretanto, fatos como o aumento do alcoolismo, do consumo de drogas e do suicídio, predominantemente entre os jovens, nos permitem questionar essa pretensão.

Seria interessante abordar o assunto o que é felicidade, do que precisamos para ser felizes e viver bem. Caberia até a pergunta, seriam mais felizes os habitantes dos desertos da Mongólia ou os moradores de Munique, Estocolmo ou de Nova York? Seriam aqueles que vivem suas vidas nos lugares mais ermos ou aqueles que vivem em locais onde os *shopping centers* e a informação imperam? Seguramente o mundo em que estamos vivendo tem relação com aquilo que estamos criando na pretensão de aproveitar ao máximo, termos mais conforto e outras supostas vantagens de pretensa liberdade. É isso que o progresso tem prometido. Estamos vivendo dentro de uma ideia do "aqui e agora", pois não estaria em nossas mãos o futuro, como se o futuro dos outros, inclusive dos nossos descendentes não fosse importante. Muitas vezes parece que a ideia pragmática que predomina é aquela que Maquiavel aprendeu com as histórias ancestrais de obtenções de poder e ensinou seu Príncipe a praticar: usar qualquer meio para alcançar o objetivo e obter algum poder.

A população do mundo é crescente, muito embora por vários motivos esteja havendo uma queda na natalidade na população ocidental provocada por fatores racionais e ambientais. Os poluentes têm causado a diminuição da fertilidade em diversas espécies, inclusive a humana. Entretanto, pessoas ainda procuram ter filhos. Ainda mais notável é que, caso não haja a possibilidade de tê-los naturalmente, existe procura pela inseminação artificial tanto para concepção quanto para finalidade terapêutica (por exemplo: irmão próprio para ser doador). Paralelamente temos um aumento da longevidade e alguns estão prevendo que em breve existirão mais idosos do que jovens. Em alguns países essa situação já é fato, graças ao controle da natalidade que ocorre em paralelo.

Aparentemente estamos traduzindo a ideia budista de viver e sentir cada momento para a prática de viver agora como se este fosse o último momento, pois quem sabe o que acontecerá amanhã? Queremos facilitar a nossa vida ao máximo, sem nos preocupar sequer se com isso criamos problemas para os outros e até para nós mesmos. Com a intenção de aumentar o nosso conforto, deixamos de caminhar; para poder atender a obrigações que nos impomos, não temos tempo para descansar e sequer para cuidar dos filhos. As crianças não podem mais ser crianças, pois têm de ter ocupadas todas as horas de seus dias com diferentes atividades de aprendizado para poder se tornar mais competitivas e ter mais oportunidades em seu futuro e suas diversões mais frequentes são aquelas oferecidas pela internet e outros programas de computador. As férias têm de ter seu tempo tomado por viagens e múltiplas atividades. A comunicação, para ser rápida e a qualquer momento, ocorre via aparelhos celulares enquanto atendemos a outras atividades. A alimentação é desequilibrada pelos mais diferentes motivos, seja trabalho, múltiplas ocupações e, mais frequentemente, hábitos alimentares inadequados em consequência a modismos. Temos de nos ocupar ao máximo e com isso ficamos sem tempo para perceber, pensar, sentir, amar e viver. Talvez até seja esse o objetivo, não ter tempo para poder ser. Tornamo-nos legítimos sobreviventes, querendo levar vantagem não importa como para conseguir o sucesso materialista consumista que nos tem sido ensinado de maneira intensiva, e principalmente de forma subliminar, e estamos aceitando sem críticas. Talvez seja a crença de que *"a grama do vizinho é mais verde"* que nos faz passar a vida invejando, competindo e querendo ter mais para nos sentirmos mais poderosos e adentrar no grupo que pretendemos seja superior e ao qual almejamos pertencer. É fato que existem os mais diversos processos de condicionamento e, através dos diferentes meios de comunicação, recebemos informações de maneira intensiva, verdadeiras imersões, para nos fazer sentir a necessidade de estar na corrente principal (*mainstream*), obedecendo às modas ditadas por entidades não bem determinadas e que lucram com isso.

Em seu livro *The promise of the coming dark age*, L.S. Stavrianos conta que no zoológico de New York foi instalada, entre o gorila e orangotango, na *Great Apes House* uma exibição título *"The most dangerous animal in the world"*. A exibição consistia em um espelho com o seguinte texto: *"YOU ARE LOOKING AT THE MOST DANGEROUS ANIMAL IN THE WORLD. IT ALONE, OF ALL THE ANIMALS THAT EVER LIVED, CAN EXTERMINATE (AND HAS) ENTIRE SPECIES OF ANIMALS. NOW IT HAS ACHIEVED THE POWER TO WIPE OUT ALL LIFE ON EARTH"*[10]. De acordo com o autor, os visitantes paravam, se olhavam no espelho, e usualmente comentavam: "É verdade".

Seria essa a verdade? Somos os animais mais perigosos que existem no mundo? Os mais predadores? Somos os consumistas predadores? Só queremos levar vantagem sobre todos e tudo? Este seria um comportamento adequado? Imutável? Seria por isso que vivemos o momento atual sem prever futuro, pois prevemos o que irá resultar do que estamos fazendo e pretendemos que isso não possa ser mudado? Seria esse o motivo para não estarmos nos dando tempo para sentir, pensar e questionar e sequer para conversar? Afinal se essa for uma verdade, até conversar sinceramente seria desagradável, com todos os sentimentos de medo, ódio e culpa que devem existir.

Atualmente conversar está acontecendo eventualmente com aquele que há tempos uma criança de uma escola infantil rotulou de "o amigo

---

10 Você está olhando para o mais perigoso animal do mundo. Ele sozinho, de todos os animais que já viveram, pode exterminar (e tem) espécies inteiras de animais. Agora ele adquiriu poder de eliminar toda a vida sobre a terra.

pago", o psiquiatra, que na gíria dos americanos é chamado de *"Shrink"*. Este, muitas vezes, irá introduzir algum elemento químico tranquilizador e, assim, se poupar de conversar sobre a vida, que muito provavelmente também o incomoda. Psiquiatras e psicólogos estão preocupados com o aumento de suicídios entre jovens, por que eles estariam tomando essa conduta? O que eles estariam sentindo? Quais as perspectivas que eles estariam percebendo para seus futuros? Por que é crescente o consumo de drogas? Somente vontade de transgredir?

Apesar de toda a modernidade, da profusão de informações e dos avanços tecnológicos, até agora existem muitos assuntos que, por alguma razão, não são colocados em conversas nem com as pessoas mais próximas. Isso me faz lembrar as conversas de fim de aula que tinha com alunos. Então, falávamos de assuntos cotidianos os mais variados, e o comentário que me foi feito por um deles se comparando com os demais com todos seus questionamentos: "eu tenho sorte, tenho com quem conversar em casa". Também faz pensar naquilo que ouvimos e é escrito por mais de um autor na literatura, a respeito de como é mais fácil conversar com estranhos, pessoas que nunca encontramos e, provavelmente, nunca mais encontraremos.

O contato interpessoal está cada vez menor e a comunicação mais frequente é feita de maneira sumária, por via eletrônica. Mensagens eletrônicas, redes sociais e, particularmente, o telefone celular com seu WhatsApp (*what's up?*), estão na moda e são os atuais meios de comunicação e contato pessoal que indicariam pessoas sociáveis, atualizadas e progressistas. Estes meios nem sequer exigem uma atenção específica, permitem que mais de uma coisa possa ser feita ao mesmo tempo e impedem que as pessoas dediquem sua atenção a qualquer uma delas. Ao mesmo tempo essas vias de comunicação com todas as suas possibilidades têm sido usadas para "construir" imagens que nem sempre refletem as pessoas. Os riscos dessas "construções" são evidentes e problemas têm sido relatados em relação ao mau uso da internet e suas diferentes vias, particularmente as redes sociais.

Alguns já se preocupam e temem que aconteça com as redes a mesma coisa que aconteceu com a descoberta da energia atômica, notavelmente utilizada de forma destrutiva e como marco de poder. Atualmente está chamando a atenção a possibilidade de sermos escutados e controlados pela rede que reúne milhares de informações nossas que podem ser acessadas por *hackers*, e ainda por entidades quaisquer. Desnecessário lembrar George Orwell que em seu livro *1984* já falava no "grande irmão". Também, não precisam ser lembradas as possibilidades das múltiplas formas de gravações e filmagens que podem ser feitas e utilizadas das mais diversas maneiras, nem sempre positivas e construtivas, podendo até ser criminosas.

Pessoas estão se obrigando a se desdobrar para atingir aquilo que a moda impõe como "vida normal". Aparentemente não há interesse em poder sentir, pensar, criticar, rever e eventualmente mudar. Dentro da moda atual, ser sincero e criticar tem uma conotação negativa, seria uma agressão a pessoas de quem não se gostaria. Poucos ainda consideram que a sinceridade e a crítica sejam construtivas e têm como objetivo estimular mudanças para melhor, coisa de pessoas amigas. A crítica tem sido enfatizada como sendo algo negativo e, com isso, tem sido abolido o espírito crítico. Raramente é lembrado que uma pessoa que é amiga deverá apreciar criticamente a outra para poder conversar com mais liberdade, pois nenhum de nós é perfeito. Pelo que aprendi com minha avó, não se deve confiar em quem só nos aprova, nos diz sim e como somos maravilhosos. Entretanto, atualmente, só se deve dizer sim, como a pessoa com que se está conversando seria maravilhosa, muito embora saibamos que, com grande frequência, na sua ausência será dito diferente e raramente de uma maneira construtiva. O cinema tem apresentado até comédias, com o humor americano, sobre os problemas que seriam trazidos pela sinceridade e sugerindo que com a sinceridade a vida seria insuportável. É a proliferação da mentira e da perda de confiança, é o desaparecimento da amizade.

Coisas têm de ser aceitas muito embora percebamos que são pouco aceitáveis, mas tememos não fazer parte da "normalidade", da moda que prevalece no grupo ao qual ansiamos por pertencer. Sofremos e corremos o risco de querer desistir e quando isso acontece, consciente ou inconscientemente procuramos os caminhos aceitáveis, como a doença, para fazê-lo. Muitas pessoas, de maneira consciente ou não, usam doenças para chamar a atenção, para tentar fazer com que olhem para elas, lhes deem carinho e se sintam cuidados e algumas optam pela doença como um caminho aceitável para sair deste mundo.

MEIO AMBIENTE E COMPORTAMENTO

Sabemos que o meio ambiente atua sobre nosso comportamento e este atua sobre o meio ambiente. Isso acontece com todos os organismos, inclusive humanos. Essa interação acontece por múltiplas vias, que afetam a tudo e a todos.

Temos agido sobre o meio ambiente de maneira importante modificando-o em diferentes aspectos, inclusive na área social. Isso tem se refletido sobremaneira no nosso comportamento. As mudanças que têm ocorrido não afetam tão somente nosso eixo hipotálamo hipofisário, por atuarem sobre nossas emoções, elas atingem os organismos no seu todo pela ação dos mais diversos poluentes, não só os físicos e químicos.

A urgência em nos exibir como seres superiores que podem utilizar a tudo e a todos em proveito próprio e ter liberdade para tentar modificar tudo, até nossa própria natureza biológica, tem nitidamente causado problemas sociais dos mais diversos tipos. Afinal aprendemos e nos aprimoramos na atividade de condicionar os diversos seres, inclusive de forma subliminar, a fim de atingir objetivos muitas vezes discutíveis.

A ansiedade em produzir mais a pretexto de ter mais conforto, e principalmente com o objetivo de ter mais lucro, tem causado mudanças ambientais significativas e estas têm afetado inclusive a saúde e a reprodução das mais diversas espécies, não excluída a humana.

Falar sobre a poluição atmosférica, que tem como importante qualidade lotar os hospitais e aumentar a mortalidade por problemas respiratórios, é redundante e aparentemente inútil, culpar o cigarro parece ser muito mais fácil. É importante notar que essa guerra intensiva contra o cigarro tem causado até mesmo problemas sociais e de assédio moral.

Enquanto isso o problema da poluição cresce para a alegria daqueles que se beneficiam com o aumento da necessidade de cuidados e medicamentos para os problemas por ela causados.

A comodidade, facilitada pelos meios eletrônicos, entre outras coisas, resulta em redução de mercado de trabalho consequente ao intenso uso da informática como se pode observar, por exemplo, no comércio e nos bancos.

Fica aparente a necessidade de repensar esses aspectos a fim de melhorar os ambientes em que vivemos. Para isso, já existem inúmeras possibilidades de agir para melhorar o nosso ambiente externo, mas temos a possibilidade de atuar também sobre o nosso ambiente interno, o que inclui as nossas emoções, a fim de manter nossa defesa imunológica apta para nos defender contra as mutações que ocorrem em consequência dos múltiplos cancerígenos e seus facilitadores e que também atuam sobre o aparecimento e evolução de inúmeras outras doenças.

Eliminar as inúmeras substâncias poluentes que estão cada vez mais presentes na água, no ar e nos alimentos e afetam nossos hormônios, nossa circulação, nossos pulmões e todo nosso organismo é algo complicado, pois implica agir, eliminando vários agentes que significariam progresso, aumento de lucro e aquilo que pretendemos necessitar para ter nosso conforto pessoal. Há também que lembrar as mudanças ambientais que estão inclusive afetando a energia do ambiente de tal modo que podemos ler nos jornais sobre o aumento na quantidade de relâmpagos que acontecem em São Paulo, além disso o fato, que estão tentando explicar, de eles estarem acontecendo com alguma frequência a partir do solo. Essas alterações químicas e físicas do meio ambiente nos afetam, contudo elas são decorrentes do nosso comportamento, daquilo que construímos e consumimos com a pretensão de que são necessidades essenciais e seriam sinônimos de progresso e de melhor qualidade de vida.

Muito provavelmente, se conseguirmos rever prioridades, nos cuidar e conviver melhor com nosso meio ambiente iremos conseguir reverter muitos problemas. Se nos tornarmos mais positivos e menos predadores e agressivos, a natureza e o meio ambiente também irão melhorar e ser menos agressivos. É fato que existem alguns que consideram a natureza como adversário, algo desconhecido, poderoso e a ser temido e, assim, deveríamos conquistá-lo, usá-lo e mesmo destruí-lo, como já foi feito com inúmeras populações humanas. Parece que esquecemos que a natureza produz, por exemplo, água e petróleo que nós só sabemos consumir.

As populações que chamamos de primitivas sempre amaram e respeitaram a natureza, seu meio ambiente, que consideram importante para sua própria existência. Ainda existem populações que permanecem vivendo junto à natureza e que nós, que pretendemos ser civilizados, rotulamos como pessoas não civilizadas e com competência e qualidade de vida inferior por não estarem usufruindo dos bens do mundo moderno. Seriam elas mais ou menos felizes que os pretensos civilizados?

Se levarmos em conta a legislação ocidental ancestral, que se inicia com os preceitos religiosos, inclusive que devemos amar ao próximo como a nós mesmos, e considerarmos o que está acontecendo em nosso entorno, fica a impressão de que não estamos nos amando, pelo contrário. A pretensão de que os humanos são superiores e devem usufruir ao máximo de todas as vantagens que isso lhes traria, inclusive na exploração do próximo e do meio em que vivem para assim tentar conseguir mais poder, não significa amor e não atende à ética.

Se começarmos a rever nossos valores e prioridades, se pudermos ser pessoas normais sem ter de nos exigir estar dentro das modas, todas elas passageiras e da conveniência de terceiros quaisquer, muito provavelmente estaremos melhor conosco (nós mesmos) e com o ambiente. Fomos criados como seres pensantes, com sentimento e crítica, como se observa em crianças nos seus primeiros anos de vida. Entretanto, evoluímos de tal modo que Millôr Fernandes, em um dos seus "Hai kais" na revista *O Cruzeiro*, escreveu que temos preguiça de pensar e, por isso, nos juntamos a diferentes grupos que pensam por nós e nos fazem sentir mais seguros, pertencentes a algum tipo de sociedade. Essa talvez seja uma das explicações para nos acomodarmos e aceitar passivamente os condicionamentos oferecidos pelos diferentes meios de comunicação de massa. Aparentemente, além de preguiça, temos medo das diferenças.

Interagimos com o meio ambiente e, consequentemente, se cuidarmos bem dele, viveremos melhor. Desnecessário lembrar que o meio ambiente envolve a tudo e a todos e, principalmente, ele é alguma coisa que recebemos e que devemos preservar não só para termos uma boa qualidade de vida, mas para que nossos descendentes também possam vir a ter. Isso me lembra uma matéria que li na *Folha de S. Paulo*, escrita por alguém que já estava na nona década e aparentemente defendia o consumo e a despreocupação com o meio ambiente, pois não tinha mais idade para se preocupar com o futuro. Pensei em três possibilidades, ou essa pessoa não teria descendentes, ou não os amava, ou ela estava tão somente sendo irônica e provocante. Preferi escolher a última possibilidade.

No mundo ocidental passamos por longo período em que as religiões eram predominantes e nelas acreditávamos, e entramos em um período em que pretendemos que a ciência predomine praticamente se tornando uma religião, com todos os dogmas que lhe são próprios e atendendo a nossa necessidade de acreditar em alguma coisa. Pessoas estão se escravizando com teorias científicas sobre saúde e principalmente sobre juventude eterna e longevidade. Aparentemente estamos começando a perceber que este predomínio também não é satisfatório. Afinal dogmas são dogmas, não só os das religiões tradicionais, são tão somente coisas a serem acreditadas conforme o interesse de seus criadores e atendendo a nossa necessidade de acreditar em alguma coisa. Afinal, sempre houve grupos dominantes, sequiosos de poder e usando dos mais variados meios para mantê-lo e aumentá-lo.

Pessoas estão procurando por alternativas, novos caminhos, e alguns estão procurando levar vantagem em função disso. Alguns abrem igrejas para substituir as tradicionais e procuram conquistar seus fiéis com as promessas em que são solicitadas doações para a "compra" de uma vida melhor após a morte e até para conseguir melhor salário. Outros escrevem livros de autoajuda que têm tido grande procura por quem se sente desconfortável e infeliz com a vida que está vivendo ou está buscando o caminho para o sucesso dentro do modelo vigente. Existem os que ministram palestras e cursos com o mesmo objetivo e auferem lucro significativo.

Muitos procuram escapes e escolhem a vida corrida, cheia de baladas e outros eventos que não permitem tempo para mais nada, principalmente para poder não sentir e pensar. Alguns preferem os sons tonitruantes a fim de não ouvir os próprios pensamentos ou de se fazer notados. Estes sequer dão atenção ao fato de que esse ruído leva à perda de audição que irá fazer com que cada vez tenham de aumentar mais o som e, assim, se estabelece um ciclo desagradável até para eles próprios. Ao mesmo tempo e muito importante, eles não estão pensando no outro que não está ouvindo um som, mas apenas um ruído desagradável. Sempre vale lembrar que a liberdade tem limitação muito clara, pois a liberdade de um vai até onde começa a liberdade do outro.

Alguns optam pelos agentes químicos de diferentes tipos para ficar longe da realidade que não lhes agrada. As notícias mostram que o consumo dessas substâncias químicas, álcool e drogas, é crescente. Isso sem falar naqueles que preferem não pensar e se agregam a grupos que pensem por eles e lhes ditem verdades.

Há milênios, existem as mesmas perguntas: como e por que estamos aqui? Por que as coisas são e estão assim? É uma questão de destino e, consequentemente, imutável? É uma questão de poderes superiores contra os quais seríamos impotentes? Se for imutável e somos impotentes, como escapar? Diferentes filósofos e as mais diversas populações nas mais variadas épocas tentam uma resposta. Atualmente, com as ideias "progressistas" que compreendem o ateísmo e o conhecimento científico, temos teorias tentando explicar tudo pelo processo evolutivo, conforme as teorias de Darwin, e buscamos com o progresso da ciência e da tecnologia modificar a natureza inclusive a nossa própria, pois seríamos superiores na escala evolutiva.

Entretanto, se conversarmos com biólogos moleculares eles falarão em genes ativados por enzimas que são ativadas por genes, que são ativados por enzimas, que são ativadas por genes, que são ativados por enzimas, que são ativadas por genes, que são ativados por enzimas, etc., etc., etc... Se conversarmos com físicos teremos a explicação de que houve um "*big bang*" e que partículas se juntaram, mas não para o fato de se juntarem formando átomos, moléculas e seres diferentes. Por que elas se juntam formando coisas tão diferentes como ar, água, ouro, plutônio, diamante, jade, carvalho, alface, tomate, uva, ameba, ave, dinossauro, lagarto, leão, enfim formando tudo, inclusive os humanos? Isto é, permanecem abertas as questões ancestrais: como estamos aqui? Por que estamos aqui? Por que coisas ruins acontecem? Se existisse um Deus criador, tudo e todos seriam perfeitos e só coisas boas aconteceriam?

Humanos ocidentais escreveram a Bíblia que, em função do que se contava e escrevia à época no Oriente Médio, reza termos sido criados à imagem e semelhança de Deus. Seria menos dogmático e mais verdadeiro dizer que os humanos ocidentais criaram na Bíblia um Deus a sua imagem e semelhança e que seria único. Talvez isso tenha acontecido para diferenciar da religião de outros povos, como os egípcios, que deificavam outras espécies e os astros e dos gregos que tinham seus vários deuses com qualidades semelhantes às dos humanos ainda que tivessem uma maior força. Na mesma região os judeus se proclamavam os eleitos, os seres superiores preferidos por Deus. Por esses condicionamentos que temos recebido há séculos, seriamos espécie superior semelhante a Deus ou preferidos por Deus e, como tal, todo-poderosos e com todos os direitos. Consequentemente, seria nosso direito utilizar a tudo e a todos, pois teriam sido criados para nosso benefício.

Por outro lado, talvez em consequência de nosso medo das diferenças, adotamos a pretensão de que aqueles ou aquilo que não conhecemos, não entendemos e por isso tememos, deva ser ignorado ou destruído a menos que consigamos transformá-lo à nossa imagem e semelhança. Dogmaticamente, somos a única espécie inteligente e pensante. Entretanto, entre as inúmeras coisas que não conhecemos está a competência das formigas, que se comunicam e constroem suas cidades interligadas.

Com toda a nossa superioridade, continuamos sem entender e sem conseguir as respostas aos nossos questionamentos e sem sequer ter competência para repor aquilo que consumimos e é essencial para a existência, inclusive a nossa. Temos a urgência de criar dogmas, teorias, regras e modas a fim de nos sentirmos mais seguros, tentar superar nossos medos e pretender ter o controle das mais diversas situações. Entretanto, tudo indica que os medos permanecem e até estão crescendo, pois têm aumentado as coisas que pessoas fazem com a pretensão de se sentir mais seguras e poderosas e, para isso, precisando cada vez mais exibir sua "superioridade sobre os demais", o seu pretenso poder. Também tem aumentado a necessidade de atividades radicais para mostrar que as pessoas têm coragem e superam expectativas.

Por que tantas regras são criadas e tantas modas aparecem? Este seria um assunto para outro momento, pois existem muitas possibilidades e muitos interesses envolvidos. Neste momento a ideia é discutir como viver melhor e ter saúde. Isso vale para todos. Também os profissionais de saúde estão preocupados e mesmo infelizes, pois eles são seres e têm emoções e, consequentemente, não escapam de ficar doentes. A questão é muito mais ampla e sua resposta cabe a todos.

Indiscutivelmente ficar doente não é bom. Não há medicamento que produza tão somente efeitos específicos, localizados e benéficos e não cause também efeitos colaterais desagradáveis com o risco de necessitarem ser medicados com outras substâncias que apresentam as mesmas limitações, e consequentemente, dar início a um ciclo desagradável que não é do interesse das pessoas, mas pode interessar aos fabricantes de medicamentos.

Ao mesmo tempo, o procedimento atual executa uma série de medidas a pretexto de prevenir doenças e fazer diagnósticos, que têm um custo e nem sempre são agradáveis. Isso sem falar nos riscos envolvidos nos inúmeros exames de imagem que são pedidos com muita frequência para substituir o exame clínico. Exames de imagem envolvem algum tipo de energia, ionizante ou não, e ainda não sabemos sobre sua segurança e o que poderá ocorrer após múltiplas exposições. Só com o tempo isso poderá ser mostrado, como aconteceu com as radiografias.

O custo do conjunto, exames e terapêutica, é significativamente crescente e nem sempre está trazendo um benefício equivalente. Convênios públicos ou privados teriam como arcar com essas despesas? Face ao custo cada vez mais elevado, alguns estão questionando se todos devem ser igualmente tratados. Assim sendo, ficar doente soma a situação emocional que colaborou para o aparecimento da doença ao estresse secundário ao diagnóstico e ao custo daí decorrente, que acrescenta a eventual impossibilidade de receber aquilo que seria adequado para a situação e que, com a profusão de informações, acaba sendo de conhecimento público. Graças ao progresso e às vias rápidas de comunicação, temos a possibilidade de saber se aquilo que estamos recebendo é o que deveríamos receber tanto no aspecto de prevenção quanto no de tratamento.

É fato que informações, e não só as vinculadas à área da saúde, não podem ser sumariamente aceitas, sem a devida análise crítica. Nem sempre elas são corretas, com frequência alguma coisa noticiada numa semana tem uma negação na semana seguinte por alguém ter encontrado algo novo ou não ter sido conseguida a reprodução e confirmação do resultado alardeado. Isso sem falar na urgência em se vender alguma coisa, o que fica evidente conforme se observa a intensa atividade de propaganda da indústria farmacêutica e de instituições em geral. Se podemos encontrar inadequações em periódicos com corpo editorial gabaritado, mais facilmente elas poderão ser encontradas em outros meios pelos quais a informação é livre, sem qualquer crítica.

Não creio que seja o caso de estabelecimento de uma censura, mas das pessoas terem como avaliar as notícias e fazer escolhas. Fica evidente a necessidade de educação e de espírito crítico para ter a possibilidade de fazer as melhores opções e isso vale para todas as que temos de fazer em nossas vidas. Também é importante poder confiar em amigos, o que inclui nosso médico cuidador. É fato que para isso há que voltar a existir esse tipo de profissional, inclusive nos diferentes convênios.

Famosamente, populações que vivem longe de grandes centros vivem melhor e mais longamente. Isso já foi assunto de publicação pela revista *Scientific American* no final do século passado. Eis aí mais um assunto para se pensar. Esse fato ocorre só em função de meio ambiente? Seria pelo fato de essas pessoas terem outra maneira de pensar e sentir? Seria porque consultar médico, fazer exames e tomar medicações faria mal à saúde? Provavelmente seria pelo fato de que essas pessoas vivem a vida sem se envolver com exames periódicos e a preocupação de ficar doentes, além de estarem vivendo uma existência sem a competição e as modas das grandes cidades e estarem mais perto da natureza.

Mais recentemente, a população que está aumentando é aquela com mais de 60 anos e alguns relacionam esse fato ao crescimento significativo da chamada medicina complementar. É interessante perceber, conforme damos aula em cursos para as turmas da assim chamada 3ª idade (atualmente parece existir uma urgência em dar um rótulo às pessoas com mais de 60 anos e não as chamar de idosas), que essa população é muito mais tranquila e liberada que as populações mais jovens. Dar aula em cursos de graduação e pós-graduação não é tão estimulante, exceção feita aos alunos no primeiro semestre da graduação.

Os alunos que estão começando têm questionamentos e ideias e externam isso. Com o passar dos semestres a maioria deles muda, cessam as questões, eles cumprem com as atividades para se sentir bem dentro dos grupos e serem aprovados. Eles obedecem aos mais diversos e muitas vezes humilhantes trotes, que alguns pretendem que sejam "ritos de passagem" para aceitação no grupo, e que têm como objetivo uma demonstração de poder. Eles passam a competir entre si das mais diferentes maneiras para conseguir ter um espaço para ser admitidos no curso de residência médica de sua preferência e depois seguir uma carreira. Eles temem se expor fazendo perguntas que os rotulariam de alguma maneira, eles têm de se mostrar adequados ao sistema. À pergunta sobre o que têm lido em geral se obtém a resposta de que leram coisas da área médica e que não teriam tempo para outras leituras. É fato que a maioria de seus professores irá dizer para eles algo semelhante. Em conversas pessoais se pode perceber que essa limitação na leitura nem sempre é verdadeira, faz parte do "cenário". Estão todos muito ocupados em se mostrar estritamente dedicados, estudiosos e atualizados com os avanços que acontecem na sua área de interesse. Quando os alunos chegam ao curso de residência médica a competição torna-se ainda mais intensa e ainda é maior quando estão fazendo curso de pós-graduação. Nessa fase a luta para conquistar espaço e se adequar ao lugar pretendido é realmente notável, chegando ao inacreditável.

Entretanto, os alunos da 3ª idade frequentam o curso para conhecer mais alguma coisa e se permitem perguntar e questionar. Conversando, pode-se perceber que os mais idosos estão a fim de conduzir suas vidas, fazendo o que gostam e sem ter de competir. Eles costumam ler e ouvir música. A grande maioria dos alunos acima dos 60 anos é constituída por mulheres numa proporção similar à da população que está nessa faixa etária.

A medicina complementar aparentemente está sendo útil não só para os mais idosos. No início deste século apareceu relato na imprensa leiga referindo as estatísticas mundiais sobre as melhoras na saúde e que elas estariam associadas à medicina complementar. Claramente essa informação não agradou a muitos.

Tudo indica que a medicina complementar é mais um meio para colaborar com o nosso bem-estar, prevenir problemas e nos manter saudáveis. Podemos utilizar práticas complementares de moto próprio, sem necessariamente depender de terceiras pessoas. Sendo o caso de necessitar conversar e pedir orientação, os profissionais que atuam nessa área têm um comportamento próprio com quem os consultam, eles ouvem e conversam. Eles, na sua maioria, sabem de suas possibilidades e limitações e orientam, se for o caso, para que se busque outro caminho. Já tive doente encaminhado por médico homeopata e até por cirurgião espiritualista.

Obviamente, como em todas as profissões, existem os charlatões. Isso está cada vez mais fazendo parte da vida e nos obriga a estar sempre com nosso espirito crítico alerta. Pelo que se percebe, no mundo em que vivemos se há procura e possibilidade de lucro sempre está incidindo esse problema. Além disso, se o charlatão for simpático e atencioso ele estará atendendo às carências afetivas de um grande número de pessoas. Há algum tempo ficou público e notório um indivíduo que montou um belo consultório, como se fosse médico endocrinologista, cobrava caro as consultas e era muito procurado. Entretanto, ele sequer era médico e os que o procuraram, pelo que foi então publicado, não tiveram um bom resultado nos seus tratamentos dietéticos.

Atualmente é frequente se ver em noticiários os problemas que ocorrem com pessoas que procuraram por tratamentos estéticos. A estética tem se apresentado como prioritária para se estar de acordo com a moda e tem tido alta procura. A área da "medicina estética" tem crescido notavelmente e está sendo formada por profissionais com diferentes qualificações e qualidades e com resultados frequentemente discutíveis.

Também existem aquelas pessoas que compram algum aparelho diferente, que seria de alguma procedência internacional, que faria diagnósticos e até daria a orientação terapêutica e, com isso, atraem uma população emocionalmente carente, que está procurando por alguma coisa e se impressiona com o fato de que estaria sendo atendida com a mais avançada tecnologia. Mais uma vez fica patente que o que importa é a educação e o espírito crítico para se prevenir contra o charlatanismo dos tipos mais variados e realizados por profissionais das mais diversas áreas.

Pelo que se tem podido observar a grande diferença entre a medicina chamada complementar, que se baseia na medicina ancestral, e a medicina ortodoxa, científica e tecnológica, tem sido não somente o custo, mas principalmente a atenção que a pessoa sente receber e muitos estão buscando. Existe a necessidade de se ter crítica a respeito de qual o tipo de medicina procurar e o profissional de qualquer área deverá ser ético e competente para orientar as pessoas sobre o melhor caminho a ser seguido. Seguramente os dois tipos de medicina são importantes e, consequentemente, podem se relacionar e interagir, cada uma dentro de suas possibilidades, com seus profissionais devidamente preparados e sem a existência de feudos.

Tratar nossas emoções não está restrito a todos nós sermos acompanhados por psiquiatras, "*shrinks*", ou quaisquer outros profissionais, e muito menos a nos tratarmos com os diferentes tipos de agentes químicos, medicamentosos ou não, que nos impeçam de encarar e superar a situação. Isso equivaleria a "colocar o lixo embaixo do tapete". Temos um papel primordial no nosso tratamento, o de aprender a se conhecer e suplantar os próprios medos para então poder encarar os problemas, resolvê-los, superá-los. Com isso muito provavelmente teremos mais coragem, iremos nos amar, nos respeitar e, consequentemente, amar e respeitar os outros. Seremos mais éticos.

Ao mesmo tempo, se consideramos que a grande maioria dos medicamentos têm sua origem na natureza e são posteriormente sintetizados pela indústria, seguramente uma alimentação adequada, sem faltas e nem excessos será benéfica, saudável. Tratar de nós cabe primeira e principalmente a nós mesmos. Só precisamos reconhecer nossas limitações e saber e ter a quem pedir apoio.

RESUMINDO

Transmitir o aprendizado, adquirido com pessoas as mais diversas, doentes, professores, alunos, colegas, amigos, é um motivo para contar essa experiência, divulgar esse aprendizado, isto é, para escrever. Isso é importante ainda mais na época em que vivemos, num mundo em transformação constante, que acontece numa progressão crescente, cada vez mais rápida, muito embora basicamente pouca coisa tenha mudado. Entretanto, o contato com pessoas bastante distintas, inclusive em relação à faixa etária, permite perceber que as pessoas sentem necessidade de mudanças.

  A espécie humana aparentemente não tem aprendido com os eventos passados e relatados na História, às vezes alguns têm até tentado mudar o relato dos fatos ocorridos procurando construir uma nova história para atender a interesses e conveniências. Humanos também não parecem refletir sobre as consequências de seus atos, pelo contrário. Nas décadas recentes tem sido doutrinado o esquecimento de feitos passados, aparentemente eles não deveriam sequer ser um aprendizado, que permitiria evitar repetir os males eventualmente feitos. Mais recentemente, até em livros podemos notar que a bibliografia é estrita a fontes recentes e frequentemente predominando as da internet. Humanos permanecem com todos os seus medos, que aparentemente são crescentes e estimulam um individualismo cada vez maior. Usam sua inteligência de uma maneira materialista e discutível, que mais parece ser no sentido de destruição para consumo a pretexto de ser uma vantagem e progresso.

  Durante o meu caminho pude aprender que praticar Medicina é cuidar de pessoas e que elas participam ativamente desse processo, o que obriga a quem cuida conhecer seu papel, seu significado e suas limitações. Pessoas doentes são alguém precisando da ajuda de cuidadores e não pacientes que devem ser pessoas conformadas, resignadas com sua situação e todos os seus desdobramentos. Médicos não são deuses realizando milagres, são cuidadores e, portanto, devem ser amigos.

Em uma oportunidade durante uma palestra para alunos secundaristas, conforme perguntei aos participantes do grupo por que queriam se tornar médicos, uma das respostas foi: "para salvar vidas". Então eu comentei: "quem salva vidas é o bombeiro, médicos cuidam de pessoas". A jovem secundarista, autora da resposta, ficou calada, refletindo, e ao final me abordou para dizer: "fiquei pensando e é isso mesmo, eu tinha uma ideia errada". Essa não foi a única vez que pude fazer esse comentário e observar reação similar. Os doentes têm de receber os cuidados necessários e apoio para encontrar seus caminhos e viver melhor, é onde deve atuar o médico.

No mundo atual, tecnicamente, não há necessidade de médico para conduzir tratamentos e tratar de doenças como "matar um tumor", é só ter o diagnóstico e enquadrar no protocolo, porém permanece a necessidade de um médico para cuidar de um doente e este nem sempre se enquadra em um protocolo. O médico é essencial pelo que ele pode oferecer para quem o procura, ele tem algum conhecimento diferente que permite tratar quem necessite de seu cuidado e com isso fazer com que essa pessoa se sinta melhor e mais saudável. Muitos procuram o médico só para isso e aquela minoria que têm algum problema orgânico terá grande benefício com um bom acolhimento e em poder usufruir, quando necessário, de todo o aparato tecnológico de última geração.

Parece-me importante lembrar doentes e suas histórias e tudo que com eles pude aprender e pensar. São informações que os doentes apresentam e que não estão sendo devidamente colhidas pelos médicos para ser adequadamente aproveitadas em benefício da saúde da população. Por que isso ocorre? É uma pergunta que nos obriga a pensar crítica e cuidadosamente sobre as prioridades da sociedade. Vivemos um momento em que, como sempre, teremos de fazer opções e, muito provavelmente, teremos de gerar mudanças significativas para poder atender a todos e bem. Ao mesmo tempo teremos de mudar nossos princípios e nosso comportamento para poder viver melhor e construir uma cultura mais saudável e, consequentemente, um mundo mais saudável.

Anthony Giddens no seu livro *Runaway world* refere-se à "faca de dois gumes" que representa o mundo que estamos vivendo no qual temos por um lado o progresso científico e tecnológico e por outro o alto risco ecológico e de desigualdade social e a consequente possibilidade de, em vez de termos uma aldeia global, termos uma pilhagem global. Para ele a solução está em uma democracia na qual prevaleça a ética. Para isso cada um de nós tem de assumir sua responsabilidade em relação a seus próximos e face aos eventos e, logicamente, temos de nos cuidar para poder melhor cuidar dos que nos são próximos e do mundo em que vivemos.

Aprender a nos cuidar, a conseguir superar os problemas que surgem, a encarar os fatos que acontecem, é algo de capital importância. Alguns problemas são absolutamente inevitáveis, e teremos de aceitar reagindo da melhor maneira, enquanto outros poderemos criar meios para superar ou evitar.

De acordo com muitos a sociedade atual está confusa, distópica, e cabe a nós aceitá-la como está ou procurar novos caminhos. Temos de estar educados e bem informados a fim de poder avaliar criticamente as mais diversas situações. Podemos perceber que existem teorias e práticas que têm sido aceitas e implementadas sem qualquer comprovação ou mesmo com comprovações discutíveis, enquanto que para outras exige-se o máximo do rigor científico. Fica a impressão de que existem interesses regendo esses processos e não são exatamente para atender a todos. Aparentemente predomina o interesse de poder econômico que tem trazido benefício para poucos, o que sugere que a opinião de Giddens, que alguns rotulam de pessimista, tem razão de ser.

Para encontrar novos caminhos temos de fazer mudanças. A transformação na sociedade, e seus costumes, só poderá ocorrer como consequência de mudanças em nosso comportamento. Para que isso possa acontecer há a necessidade de termos consciência da necessidade de fazê-las e de não temer as possibilidades de como possam evoluir. Não devemos permanecer com preconceitos e ignorar e não aceitar fatos por não saber como e por que eles ocorrem. Temos a obrigação de provar que eles não existem ou devemos aceitá-los. Também não devemos acatar fatalistamente situações que sabemos inadequadas. Felizmente a vida é algo amplo e cheio de possibilidades, podemos escolher caminhos e eles nem sempre serão fáceis, porém são estimulantes. Não temos de seguir por "trilhos" onde existe um conforto aparente criado pelos hábitos, como se não houvesse outras opções. Temos de saber pensar e criticar e não ficar atrelados a dogmas e teorias, pois como alguém já disse *"felizes eram os gregos que não tinham tantos mestres e podiam pensar"*. Temos de ter a coragem para criar e fazer face a coisas novas. Comprovadamente somos seres plásticos cujas qualidades positivas ou negativas se ampliam com o uso e podem até desaparecer quando não utilizadas. Entretanto, devemos nos lembrar de nosso aprendizado em andar de bicicleta, uma vez aprendido é só voltar a praticar.

Os doentes que relatei são exemplos. Aparecem as doenças quando pessoas pensam estar sem saída e então existem as que encontram seu novo caminho e aquelas que não, e há aquelas que preferem se utilizar da doença. Fazer escolhas é algo intrínseco à pessoa, podemos colaborar para que o outro encontre um novo rumo, mas só podemos mesmo é mudar nosso próprio caminho e com isso, eventualmente, estimular os outros a fazer o mesmo.

Viver é algo diferente e muito mais amplo do que conquistar muitos bens materiais, o que para alguns seria sinônimo de poder. Ao observarmos a história, inclusive a criação de "impérios", esse tem sido o mecanismo propulsor para chegarmos ao mundo atual. Talvez essas "conquistas" sejam tão somente mecanismos para nos esconder de nossa insegurança, de nossos medos. Esse aspecto sempre fica sugerido na história mundial, nos inúmeros genocídios ocorridos conforme os conquistadores sempre procuram eliminar os povos diferentes, que eles não entendem e então temem e, conforme não conseguem os enquadrar para poder dominar, procuram destruir, como na lenda de Procusto. Entre muitos outros, os índios da América do Norte e do Sul passaram por isso. Isso sem falar no que tem acontecido com as demais espécies diferentes da nossa.

Nós humanos, não somos deuses, somos tão somente da espécie humana. Somos muito criativos em relação à invenção de técnicas que costumamos usar pragmaticamente, para adquirir poder não importa como, porém, no aspecto da ética, temos sido realmente questionáveis. Como todas as espécies, temos medos, porém não temos a humildade de reconhecê-los, só nos "protegemos" com a pretensão de sermos superiores. Aparentemente nossa superioridade reside em acumular bens materiais ao máximo, desprezar aquele ou aquilo que não nos seja útil e tentar destruir o que ou quem tememos que possa nos superar. Nós humanos, em nossa "superioridade", não gostamos de aceitar a responsabilidade pelos acontecimentos, sempre atribuindo aos outros os "malfeitos". Diria que o único papel que tem sido atribuído a Deus é o de ser responsável por tudo o que ocorre e não impedir malfeitos. Elegemos também outros culpados, como os governos, e esquecemos que somos nós que aceitamos os regimes e escolhemos os personagens que nos representam e teriam a função de cuidar de nossos interesses. Gostamos de criar heróis, mas esquecemos de que, como refere Tolstoi, Napoleão se tornou quem foi pela força dos franceses e, mais recentemente, os EUA não seriam uma potência sem os americanos, que são educados desde o berço para acreditar viver no maior e melhor país do mundo, e a China não estaria evoluindo e se tornando potência se não fossem os chineses.

Temos preferido ignorar e esquecer a História. Vários escritores da literatura mundial atual referem preferir escrever livros de ficção científica e romances policiais para assim poder falar em questões existentes, que dificilmente são produtos da imaginação, mas que não poderiam ser publicadas em outra forma. Devemos aprender com a história contada pelas diferentes fontes e não só aquela divulgada pelos "vencedores", que sempre são temporários ou mesmo momentâneos. Só então poderemos ter o espirito crítico que irá nos permitir procurar novos caminhos. Devemos lembrar o conto de Akutagawa, "Dentro do Bosque", celebrizado no filme de Akira Kurosawa *Rashômon*, que se refere àquilo que percebemos diariamente, cada evento tem inúmeras versões, pois pessoas têm diferentes percepções e interesses.

Não precisamos aceitar que a vida é ruim e que após esta vida haverá uma melhor. Pode até ser que haja uma vida posterior, até Carl Sagan, que seria um cético e escreveu vários livros, admite essa possibilidade no livro e no roteiro do filme *Contato*. Entretanto, não precisamos sofrer nesta vida para poder conquistar a outra, nem apressar essa passagem usando meios mais ou menos custosos e sofridos.

Temos energia, podemos atuar sobre nosso comportamento, nossa própria saúde e nossa vida. Nossa ação depende da nossa vontade de nos levar a ter atitudes positivas ou negativas. As atitudes positivas, assim como as negativas, afetam a nós mesmos, aos outros e a tudo que nos cerca. Temos a possibilidade de escolha, não precisamos permanecer inseguros e com medo das diferenças nem de mudanças.

Como disse o Sr. Kofi Annan, então Secretário Geral da ONU: "*Take on responsibility, ask questions, challenge the leadership. You are prepared to build the world you want to live in.*"[11]

Só temos de escolher entre aceitar fatalisticamente aquilo que acontece e não estamos gostando – Maktub! Estava escrito – ou aproveitar nossa plasticidade e nosso espírito crítico para nos rever e assim poder transformar nossa sociedade para que Humanismo não seja uma teoria acadêmica, mas a cultura de uma sociedade ética. Utopia?

---

11 Tome responsabilidades, faça perguntas, desafie as lideranças. Vocês estão preparados para construir o mundo no qual querem viver.

BIBLIOGRAFIA

ALGUMA LITERATURA RELACIONADA

LÉVINAS, Emmanuel. *Humanismo do outro homem*. Petrópolis:Vozes.1993.

TAUBER, Alfred I. *Confessions of a Medicine Man*. Cambridge: Massachusetts Institute of Technology, 1999.

POLKINGHORNE, John. *Beyond Science*: The wider human context. Cambridge. Cambridge University Press. Canto edition, 1998.

DESCARTES, René. *The passions of the soul*. Indianopolis: Hackett Publishing Company, 1989.

KENNEDY, Ian. *The unmasking of Medicine: A searching look at the health care today*. London: Granada Publishing Ltd, 1983.

INGLIS, Brian. *The diseases of civilization* – ll. Indianopolis: Granada Publishing Ltd, 1983.

SARDA, François. *Le droit de vivre et le droit de mourir*. Paris: Éditions du Seuil. 1975.

DURKHEIM, Émile. *O suicídio*. São Paulo: Martins Fontes, 2011.

DOLLIMORE, Jonathan. *Death, desire and loss in western culture*. London:. Penguin Books. 1998.

EYSENCK, Hans J. The future of Psychology. In: *Mind and Brain Sciences in the 21st Century*. Ed: Robert L. Solso. Cambridge: MIT Press, 1997.

HARRINGTON, Anne. *The placebo effect*. Cambridge: Harvard University Press, 1997

MATTHEWS-SIMONTON, Stephanie, CREIGHTON, James L. O., SIMONTON, Carl. *Getting well again*. New York: Bantam Books.1978.

MOSS, Ralph W. *The Cancer Syndrome*. New York: Grove Press Inc. 1980.

KRIMSKY, Sheldon. *Science in the private Interest: Has the lure of profits corrupted biomedical research?*. Lanham, Maryland: Rowman & Littlefield Publishers, Inc., 2003.

ANGELL, Marcia. *The truth about the drug companies*: How they deceive us and what to do about it. New York: Random House, 2004.

MENZIES, Gavin. *1421: O ano em que a China descobriu o mundo*. Rio de Janeiro.:. Bertrand Brasil, 2008.

GIDDENS, Anthony. *Runaway world*: How globalization is reshaping our lives. London: Profile Books.1999.

DAMASIO, Antonio R. *Descartes error*. London: Avon Books. 1994.

AUSTIN, James H. *Zen and the brain*. Cambridge:. The MIT Press, 1998.

CAMPBELL, Don. *The Mozart effect* .London: Avon Books, 1997.

WALKENSTEIN, Eileen. *Bitolando pela psiquiatria*. São Paulo: Brasiliense. 1980.

THIERING, Barbara. *Jesus the man*. Hong Kong. Corgi Books. 1992.

HANH,Nhat.Living. *Buddha, living Christ*. .London: Thich Riverhead Books. 1995.

AKUTAGAWA, Ryûnosuke. *Rashômon e outros contos*. São Paulo: Hedra, 2008.

Este livro foi composto com a tipografia Minion no estúdio Entrelinha Design
e impresso na Gráfica Forma Certa, em outubro de 2019.